絶対に休めない医師がやっている最強の体調管理

池袋大谷クリニック院長
大谷義夫

日経BP

はじめに

——〝絶対に休めない医師〟が体調管理のためにやっていること

私は医師になってから30年以上たちますが、ほとんど病気をしたことがありません。

「ちょっと熱っぽい」「喉が少し痛い」ということはまれにありますが、それでも仕事を休むほどの病気にはならずにすんでいます。

休むほどの病気にならないのは、幸運なことに生まれつき頑強《がんきょう》な体に恵まれたから——ではありません。

理由はごくシンプルで、私は「**絶対に休めない医師**」だから。

休めないから、休まずに済むために何をすればいいのか、徹底的に追求しています。

自分の体調管理に活かせそうな最新の研究を見つけたら、論文を読み、実際に試してみて、効果を感じられたら、定着させる。この繰り返しです。

私が病気で休まずにすんでいるのは、**「科学的に正しい体調管理」**をひたすら実行しているからなのです。

本書の内容は、私が実際に行っている体調管理の方法を、誰でも実践できるよう、わかりやすくまとめたものです。

医療の現場は意外とブラック⁉　休めない現実

今年56歳を迎えた私は、医師になって31年になります。

東京医科歯科大学で呼吸器内科医局長を務めたのち、独立して2009年に池袋大谷クリニックを開業しました。場所は東京・池袋駅のほど近くです。

池袋駅は1976年から現在に至るまで、都内JRの乗車人員ランキングでは、新宿駅に次いで第2位です。複数の私鉄や地下鉄も乗り入れています。

企業、大学、巨大デパートや大型家電量販店などが立ち並び、ありとあらゆる属性の、すさまじい数の人の往来があるうえに、**クリニックがあるのは繁華街のど真ん中です**。

私の専門は呼吸器内科ですから、「咳《せき》が止まらない」「呼吸が苦しい」「花粉症がひどくてつらい」という具合に、不調を訴えて予約の電話をくださる患者さんが引きも切りません。診察開始前の朝9時20分頃には、そうした不調を訴える電話を多数いただくのです。

以前は予約制ではなく、飛び込みでいらっしゃる患者さんもたくさんいました。そのため、19時に診療終了するはずが、22時過ぎまで診療が終わらない日々が続いていました。「患者さんをこんなに待たせるわけにはいかない」と予約制にしたのですが、それでも、最後の診察が終わるのは20時30分過ぎになってしまうことも。

また、最近はアレルギーの疾患が増加していて、咳喘息《せきぜんそく》や気管支喘息《きかんしぜんそく》をはじめ、長引く咳で悩んでいる患者さんが急増しています。それに対して、呼吸器内科医師の数はどうしても不足しているのです。

このような事情から、私のクリニックは、呼吸器内科のクリニックとしては全国でも屈指の患者数を誇っているのです。

それほど多くの患者さんがやってくるのに、医師である私が「今日は休みます。他を当たってください」というわけにはいきません。大学病院時代と違って、私が休んでしまったら、代わりに診察をしてくれる医師はいないのです。ですから絶対に休めません。

また、「とにかく休まず、クリニックさえ開けばいい」というわけでもありません。それは、医師という仕事も、他の仕事と同様で、万全のコンディションでのぞまなければならないのです。

私は内科医ですが、「外科と違って命に直結しない」というのは大きな誤解です。ただの風邪に見えて肺炎になっているケースもありますし、病状が悪化すれば命を落とすことだってあります。これらを見逃すことは許されず、いわば毎日が正念場。的確な診断のためには、医師はコンディションを万全に整えて患者さんに向き合う必要があります。これは医師である以上、ずっと背負っていくべき責任なのです。

それに加えて、私が日常的に接する患者さんの多くは、咳をして、風邪ウイルスを持った方たち。つまり、仕事中は、体調を崩す最大の原因とも言える「風邪」の感染リスクに、常にさらされているのです。

人よりも何十倍も風邪をひきやすい、体調を崩しやすい環境にいるのに、決して風邪をひいて体調を崩してはいけない。それゆえに、体調管理に人一倍、注意を払い続けているとも言えます。これは私だけでなく、他の医師にも当てはまる状況です。

「医者の不養生」という言葉が昔からあります。「養生の専門家たる医師なのに体調管理を怠って病気になるとはけしからん！」というわけですが、実は「医師は病気になりやすい過酷な環境で働いている」のかもしれません。

患者さんと向き合う、緊張感を伴った診療時間は、1日に10時間近くあります。最後の患者さんを送り出し、シャッターを降ろした後も、カルテやレントゲンの整理や明日の準備、新薬や最新研究の論文の確認など、仕事は続きます。長時間労働という意味で、医療現場は意外にブラックなのです。

また最近は、テレビなどマスコミの方から、「今年のインフルエンザ流行について解説してください」「花粉症の治療について教えてください」といったリクエストを多くいただくようになりました。正しい医療情報の発信のためにも、こうしたリクエストについては、平日夜や休日の時間を使って、対応するようにしています。

体調管理3つの柱

本書では、私が実践している体調管理の方法をお伝えしていきます。

体調管理には大きく3つの柱があります。

1. 体調を崩す最大の原因である風邪・インフルエンザを予防する
2. 食事など生活習慣を整えて「体調を崩さない基礎体力」をつける
3. 睡眠不足や運動不足など「不調のトリガー」を取り除く

体調を崩して仕事ができなくなる原因として最も多いのは、風邪やインフルエンザにかかることです。風邪にかかっても、たいていの人は「たいしたことはない」と思いがちですが、世の中で風邪によって起こる経済的損失をすべて足し合わせれば、膨大なものになります。風邪・インフルエンザの予防法は、とても基本的なものも含めて、多くの人にとって身につけておいたほうがいいものなのです。

また、仕事が忙しくなったときなど、どうしても少し無理をしなければならないタイミングもあるでしょう。そんなときでも体調を崩さずに済むためには、食事など生活習慣を整えて、〝基礎体力〟をつけておく必要があります。私がそのために実際に何を食べて、どんな睡眠をとっているのか、など具体的な方法をご紹介していきます。

そして、体調を崩すときには、多くの場合、きっかけがあります。仕事が忙しくて、睡眠時間を削ってしまった。まったく運動せず、不摂生《ふせっせい》を重ねた。お酒を飲み過ぎた日が続いてしまった……。そんな「不調のトリガー（きっかけ）」を取り除く工夫をすれば、体調が悪くなるのを先回りして予防できるのです。

科学的な裏付けがあるからこそ意味がある

多忙なビジネスパーソン、家族のためにいつも元気でいたい方、大切な試験を控えた学生のみなさま……。「万全の体調で最高のパフォーマンスを発揮したい」という願いは誰にも共通しているはずです。

そこで、どんな方でも必ず役立てていただけるよう、時間がなくてもサッと読んで実行できるものに絞って紹介していきます。ぜひとも、ご自身の生活習慣に組み込んでいただけたらと思います。

ただ、本書を読み進める前に、１つ理解していただきたいことがあります。それは、これから紹介する体調管理の方法は、私が「自分でやっている」というだけで紹介するわけではない、ということです。

きちんと科学的な裏付けがあり、**他の人がやっても効果が期待できる**からこそ、紹介しているのです。つまり、自分の経験だけで判断しているのではなく、「科学的な裏付けがある」というところがポイントです。

あくまで仮定の話ですが、私が子どもの頃からミカンが大好物で、毎日ミカンを食べていて、体調がとても良いとします。

そのことから私が、『医師が教える！　最高のミカン健康法』という本を書くことも可能なのかもしれません。

しかし、自分の経験と、科学的根拠（エビデンス）は異なるものです。

もしかしたら、ミカンはたまたま私に合っていただけかもしれません。私にはミカンが体質的に合っていても、別の人はミカンを食べただけでは体調がそこまで良くはならないかもしれません。むしろ、ミカンの食べ過ぎで、思わぬ弊害が起きる可能性だってあるでしょう。

また、子どもの頃からミカンを食べ続けている私が今は元気だとしても、いずれ高齢者となったとき、ミカンを食べても体調が良くならない可能性があります。それどころか、長年1つの食品だけを集中的に食べ続けたことが、思わぬデメリットとして現れることも考えられます。

ミカンはあくまで仮の例ですが、1人の経験に基づいた「事実」というのは、その1人がたとえ医師であっても、確実なものではないと私は思っています。

そこで本書は、基本的に科学論文として世に出ているものをエビデンスとして採用しています。ご存じのように、論文は科学者たちが偏りのないよう入念に研究をした結果、得られた知見をまとめたものです。それが世に出るためには、「査読者《さどくしゃ》」という科学の専門家のチェックを受けています。

最も権威ある科学学術誌とされる『ネイチャー』や『サイエンス』では、研究者の論文をエディターがチェックし、そこで残ったものだけが複数の査読者の手に渡り、さらに厳しい検討がなされます。ほとんどのものが却下される中、残された論文であっても、疑問点付きで差し戻され、修正してまた査読をして……というプロセスが繰り返されることも珍しくはありません。

『ネイチャー』や『サイエンス』は寄せられた論文のうち、8〜9割が却下されるという世界トップレベルの厳しさなのです。

そこまでいかなくとも、世に出る科学論文は、「科学者によるしっかりとした研究＋査読者による厳密なチェック」を経ているので、エビデンスとして採用するに足ると私は考えています。

エビデンスを実践して生きてくるもの

科学論文には難しいものもあります。いや、正直なところ、科学論文の相当数が難しいのですが、私は「論文を調べるのが面白くてたまらない！」という筋金入りの〝**エビデンス・マニア**〟です。

英語で書かれた難解な論文を自分で読み解き、また、英語の論文にはないような日本人特有の問題については、それにかかわる各種の調査結果を探し出し、体調管理に役立ちそうな科学知識を、実践しやすい方法論に変えるのです。

その結果、コーヒーの飲み方や、マスクの使い方から、エレベーターのボタンの押し方まで——エビデンスに基づく体調管理の方法が構築できたのです。これは、仕事のためでもありながら、私の楽しみでもあります。

本書では、それを「絶対に休めない医師」が実践している体調管理の方法として、みなさまにお伝えしていきます。

医師の仕事は、病気を治すこと、そして病気の予防です。

そのまとめとして本書を上梓することで、みなさまの毎日の生活をより良いものにしていただければ、これほど幸せなことはありません。

2019年　11月

大谷義夫

第4章

体調不良にならない体を作る食事術

第5章 忙しくて眠れなくても、やってはいけない習慣 …… 157

絶対に休めない医師の朝の習慣

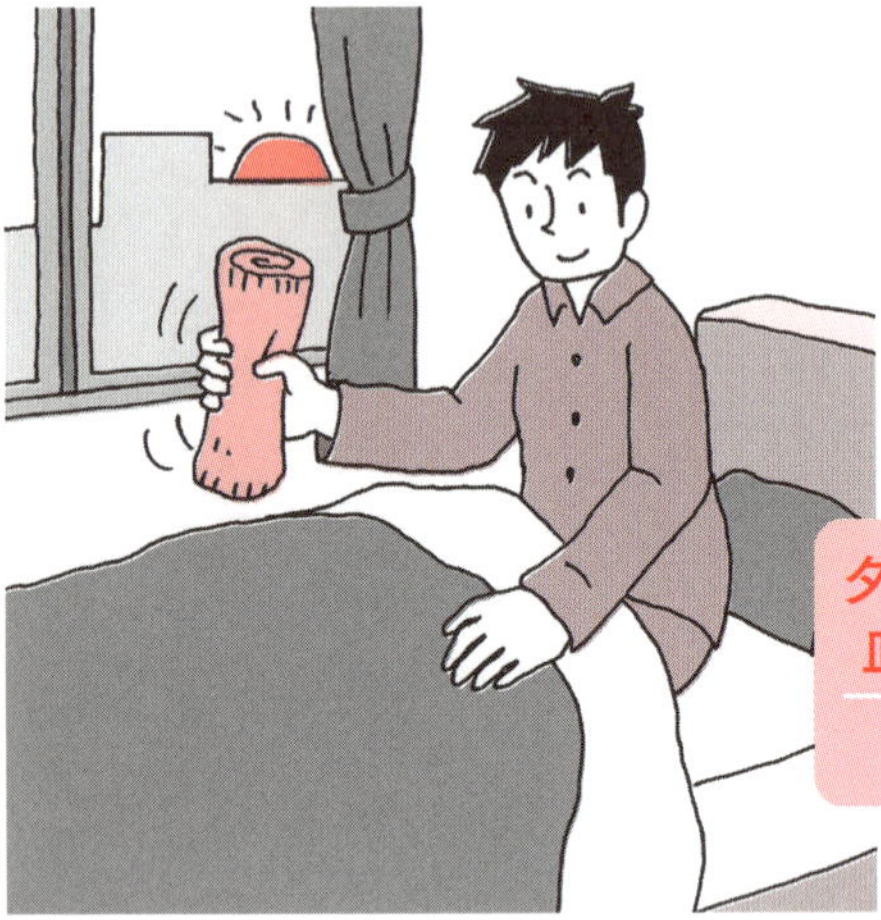

タオルを握って血圧を下げる

P96

洗面所で舌トレ

P100

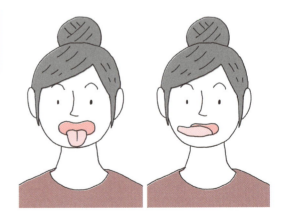

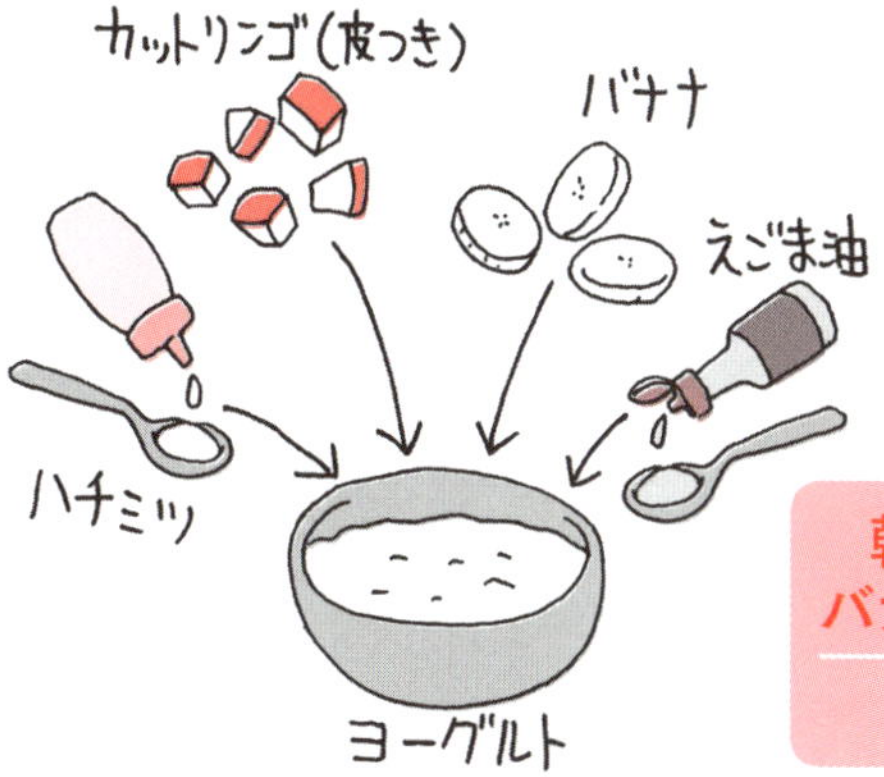

朝食はヨーグルトに
バナナ、リンゴ、えごま油

P104

エレベーターの
ボタンの端を押す

P106

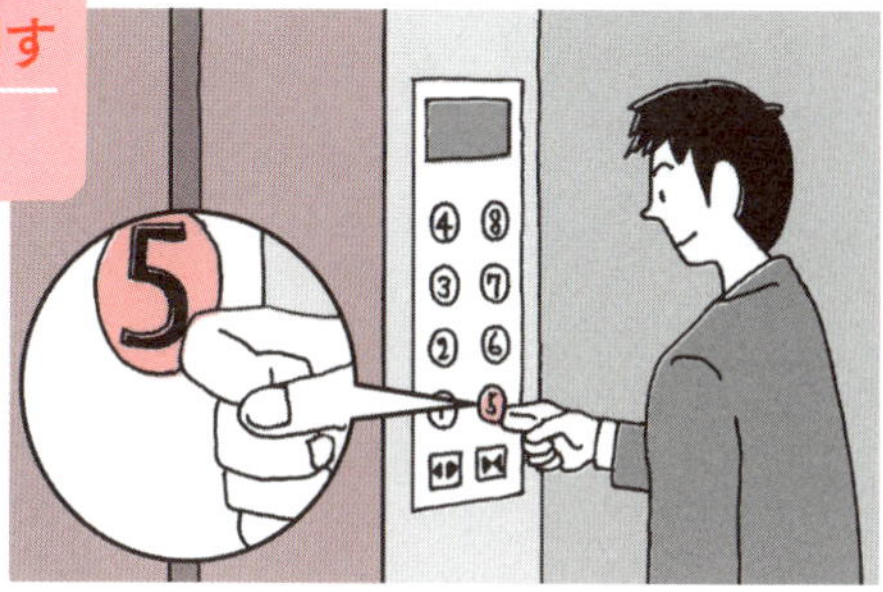

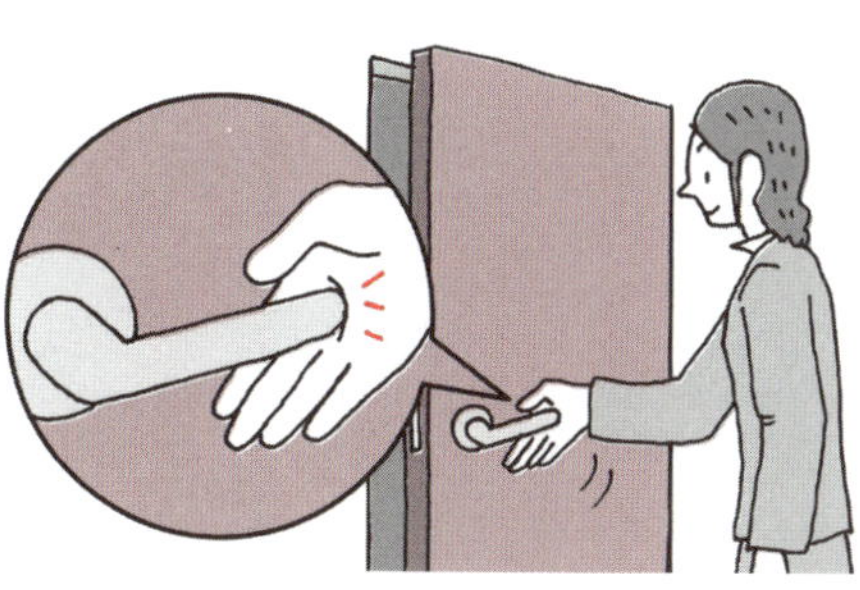

ドアノブは
手のひらで

P106

絶対に休めない医師の
昼の習慣

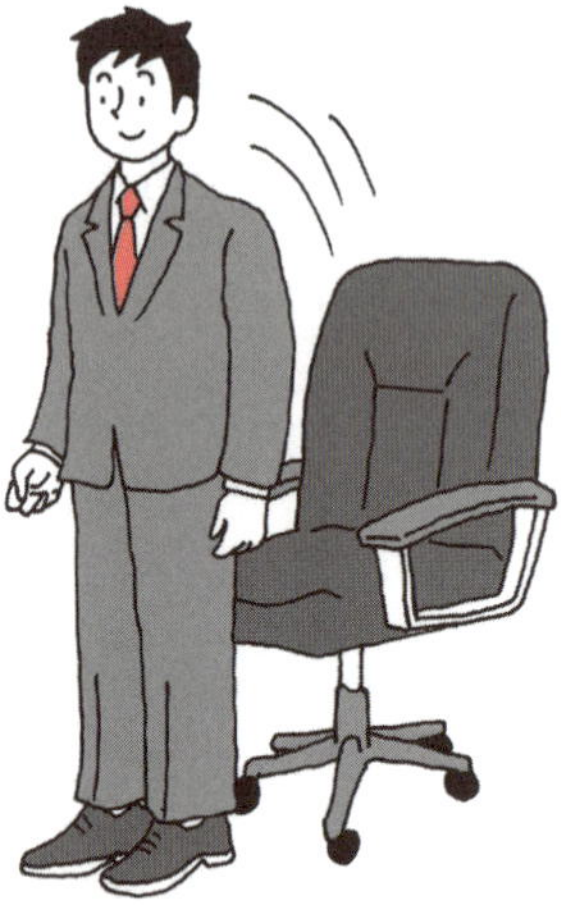

仕事中に
こまめに立ち上がる

P109

マスクはゴム紐
を持って外す

P38

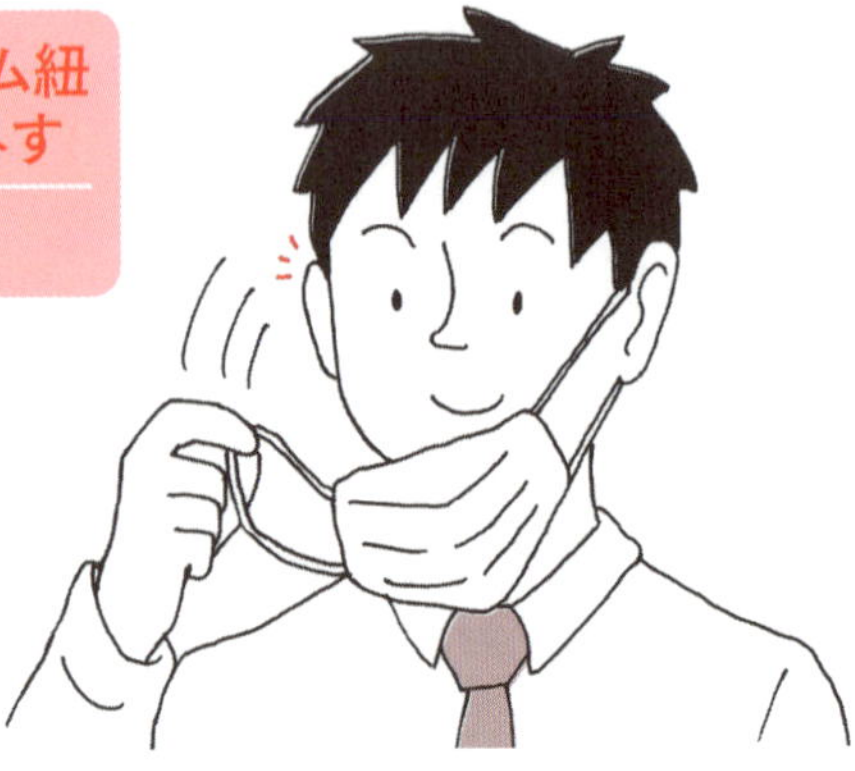

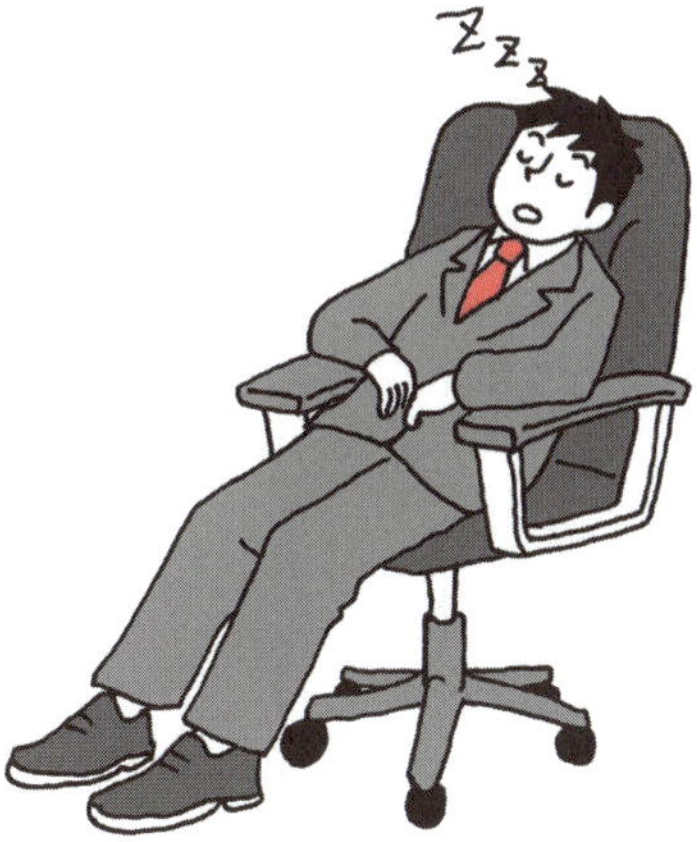

15分昼寝を
欠かさない

P112

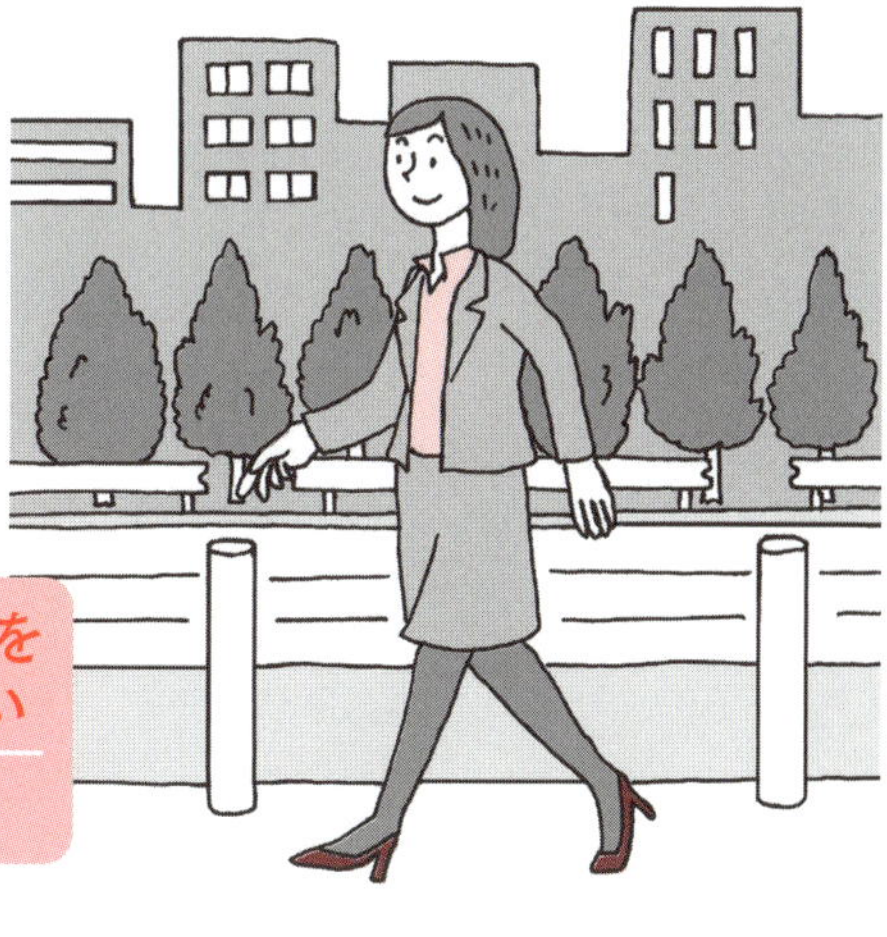

10分散歩を
欠かさない

P114

絶対に休めない医師の
夜の習慣

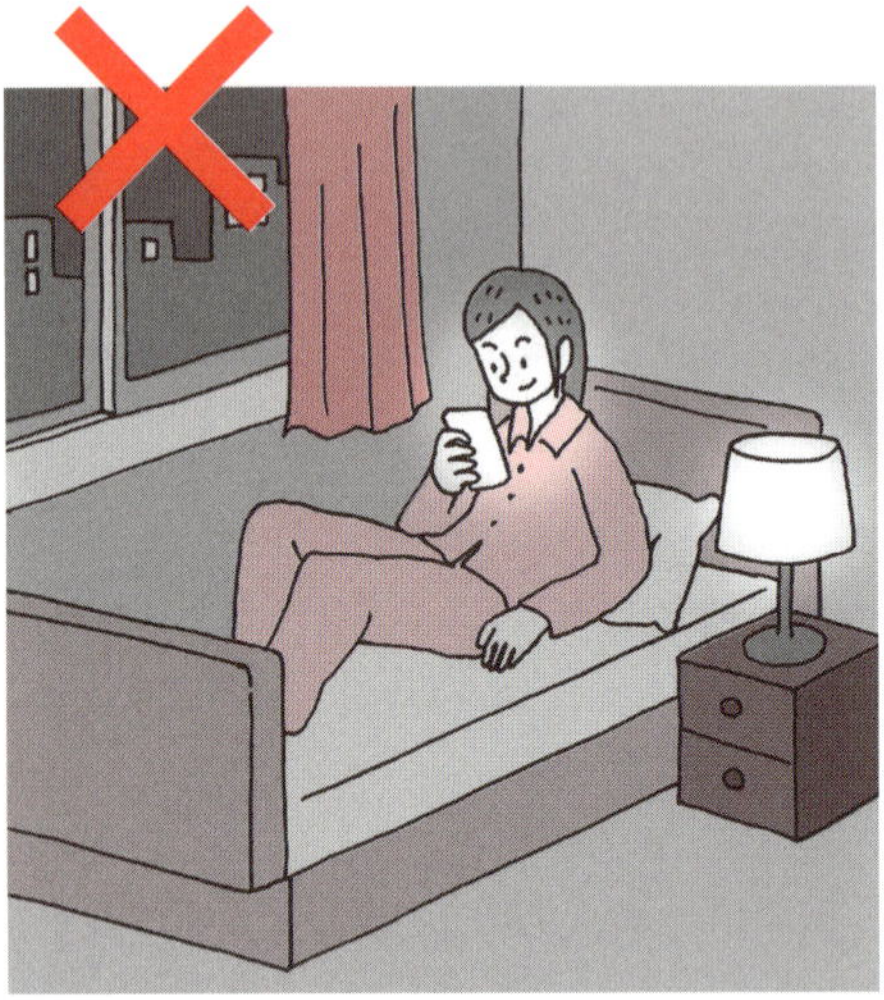

寝る前にスマホはNG!

P123

部屋は真っ暗にして寝る

P167

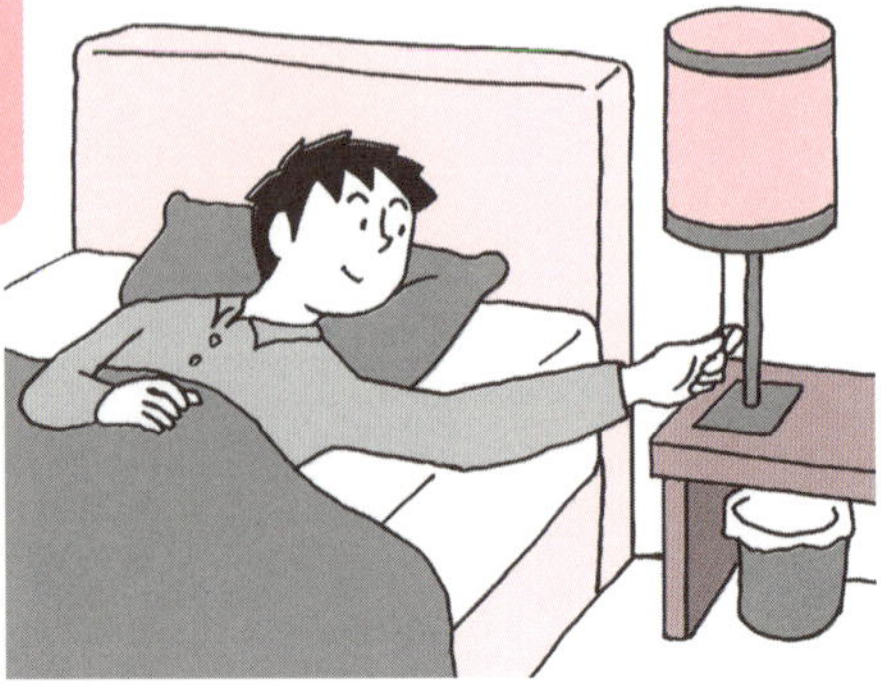

第1章

科学的に証明された風邪の予防法とは？

驚くほど知られていない風邪の実態

ヒトは、人生で200回、風邪をひく

風邪はとてもありふれた病気です。

「風邪をひいた」と私たちはよく口にします。それもそのはず、成人でも1年間に2～4回、生涯ではなんと200回も風邪をひくというのです。

体調を崩し、仕事ができなくなる最大の原因といえば、この風邪でしょう。

逆に、風邪を予防し、また風邪のひきはじめにひどくならないよう手を打つことができれば、「体調管理」のかなりの部分は成功だということです。

風邪の予防法や対処法について考えるためには、「そもそも風邪とは何なのか」という

知識が必要です。

ところが、これほどなじみが深い病気なのに、風邪についての科学的な知識をわかっている人は、意外と少ないのではないでしょうか。

そこでまずは「科学的に正しい風邪の仕組み」を押さえておきましょう。

詳しく説明しようとすると非常に専門的になってしまうのですが、ここでは必要最小限のトピックだけをまとめます。

風邪とは、呼吸器感染症のうち、**急性《きゅうせい》上《じょう》気道《きどう》感染症《かんせんしょう》**の1つであり、「**風邪《かぜ》症候群《しょうこうぐん》(common cold)**」と呼ばれています。「さまざまなウイルスを原因として鼻汁や鼻閉《びへい》(鼻づまり）などの上気道炎症状をきたし、自然軽快する症候群」というのが専門的な定義です。

上気道炎症状というと何やら難しそうですが、上気道とは呼吸器のうちの鼻から喉まで、つまり気管・気管支にまで達しない部分のことで（次ページ図）、そこに現れる、喉の痛みや、咳、鼻水や鼻づまりなどが上気道炎症状です。

風邪では、これらの症状が、普通は3日から1週間程度、長引いても2週間程度で自然

呼吸器の分類

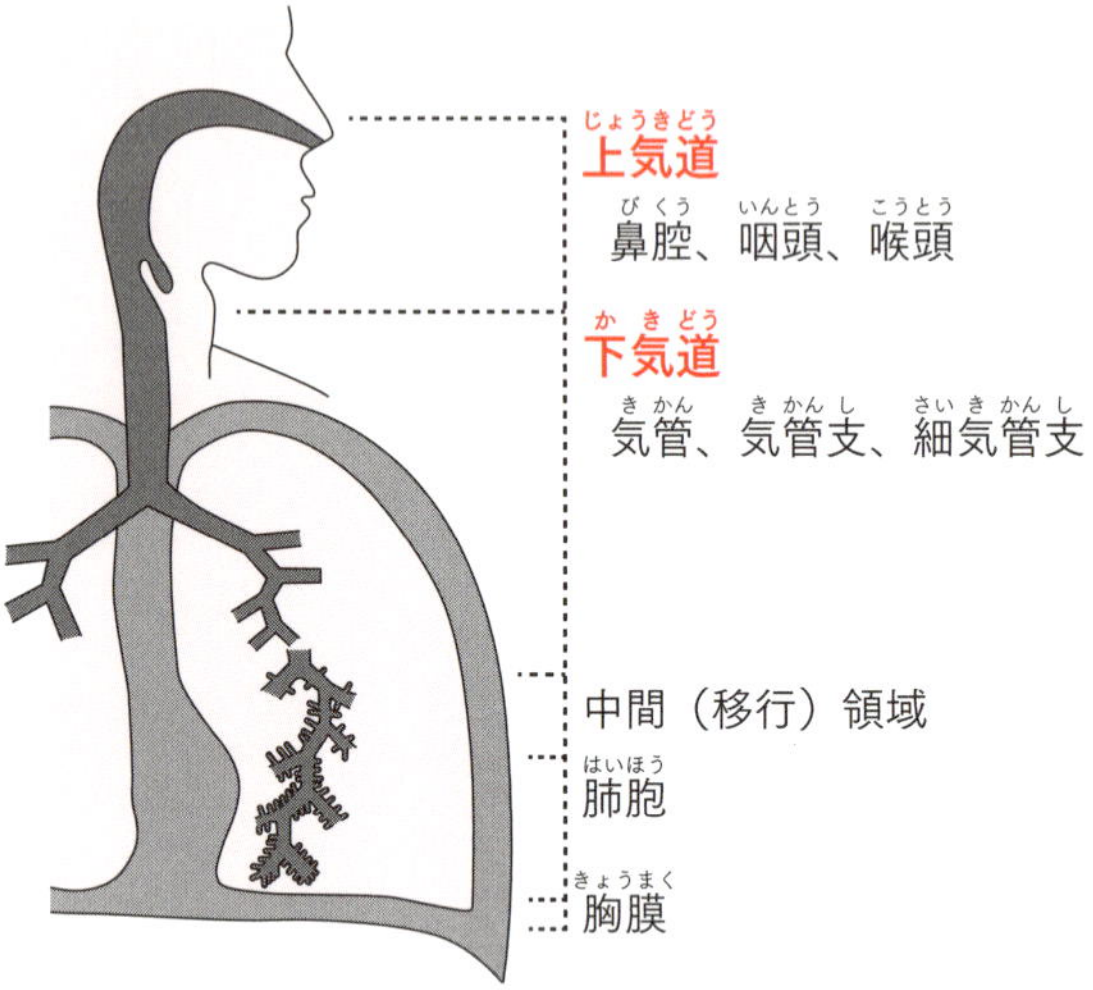

風邪は、急性上気道感染症の1つ。上気道とは、鼻から喉の奥まで、つまり気管の手前までを言う。風邪は、上気道に、鼻水、鼻づまり、喉の痛み、咳などの症状を引き起こすのだ。また、下気道に症状が起きるときは気管支炎、さらにその先までいくと、肺炎などの病気になる。

に治ります。

風邪でも発熱することがありますが、3日以上は続かず、38℃は超えないのも特徴です。

風邪による炎症が上気道を通り越して、気管支《きかんし》に広がると**気管支炎**に、それが肺に到達して悪化すると**肺炎**になります。「風邪は自然に治る」からといって体調管理を怠ると、こじらせてさらにひどい病気になる可能性があるのです。

「私は喉の風邪をひきやすい」「いつも鼻風邪なんだ」などとよく言います。

しかし、風邪の三大症状「**①鼻**　**②喉**　**③咳**」は、たいていの場合、同時に起こっています。ただ、その三大症状のうち、鼻水や鼻づまりがひどいと感じれば「鼻風邪」、喉の痛みが目立っていれば「喉風邪」だと思う、ということです。

三大症状のうち、どれが強く出るかについては、風邪の原因となるウイルスが、鼻や喉などのどこの場所について増殖し、炎症を引き起こしているかに左右されます。

また、「自分はいつも喉から風邪をひく」と思っている人もいるかもしれませんが、体質によってどの症状が出やすいか、という研究報告は恐らくありません。

風邪のウイルスは200種類

風邪の原因は、ほとんどが**ウイルス**です。全体の80~90%にも上ります。そして、残りの10~20%は主に**細菌**《さいきん》です。

風邪をひいたときに、医師から「念のために抗生物質《こうせいぶっしつ》を出しておきましょう」と言われた経験はないでしょうか。抗生物質とは、抗菌薬ともいわれ、細菌を殺すための薬です。ウイルスが原因で風邪をひいている可能性が高いのに、抗生物質を処方されるのは、まさに「念のため」以外の何物でもなく、現在は「風邪で不要な抗生物質は出さない」のが常識になっています(不要な抗生物質を使い続けていると、抗生物質に耐性を持った細菌が生まれる可能性があるため)。

それでは、風邪の原因となるウイルスにはどれくらいの種類があるでしょうか。実は、200種類程度あると考えられています。

ここでは、主な呼吸器感染症のウイルスを3つ紹介します。

①ライノウイルス

最もメジャーな風邪のウイルスで、風邪の30〜40%はライノウイルスによるものといわれている。別名「**鼻風邪**ウイルス」というだけに、鼻をつまらせたり逆にグズグズにさせたり、喉の炎症を引き起こす。**春や秋**に流行しやすい。

②コロナウイルス

風邪の約10%はコロナウイルスによるものといわれている。鼻、喉、咳の症状の他に**発熱**も伴うことがある。**冬**に流行する。

③インフルエンザウイルス

インフルエンザ（呼吸器疾患を引き起こす急性感染症）を引き起こすウイルスで、**冬**に流行しやすい。季節性のものとしてA型、B型、C型がある。

ここで挙げた、ライノウイルスやコロナウイルスの中でも、細かい分類がいくつかありますが、大まかな特徴は共通しています。

また、他にもRSウイルスや、アデノウイルス、あるいはパラインフルエンザウイルスなどは聞いたことがある方もいるかもしれません。なにしろすべて合わせると200種類もあるのですが、まずはここに挙げたウイルス名だけでも知っておいてください。

風邪とは分類が異なるものですが、上気道感染症を生じる最も「怖い」と考えられるウイルスが、**インフルエンザウイルス**です。人間に感染するインフルエンザウイルスは、大きく分けて3種類あり、**A型**、**B型**、**C型**と呼ばれています。そのうち、問題となるのは、A型とB型です。高熱が出ること、筋肉痛や、全身の倦怠感などがあり、風邪より症状が重く、さらに重症化する危険性があるためです。

例えば、インフルエンザの感染後、免疫《めんえき》が低下して**肺炎**を発症することが少なくありません。最悪の場合は命に関わります。A型インフルエンザの肺炎合併率は高齢者で高く、80歳以上で13・33％、65〜79歳で2・06％ですが、16〜64歳でも0・83％という報告もありますので、どの世代も油断できないのです。

インフルエンザは感染力が高いので、人にうつさないためにも**ワクチン**で予防することが大切です。ワクチンを打っても感染することはありますが、症状が軽減します（インフルエンザについては、詳しくは78ページから紹介します）。

ともあれ、ただの風邪であっても、こじらせて重症になれば肺炎を併発して死に至ることもあるわけですから、たかが風邪と侮ってはいけません。また、風邪やインフルエンザが改善した後に、咳喘息や気管支喘息を発症し、長引く咳で悩まされる方も多くいらっしゃいます。長引くつらい咳は仕事にも影響しますので、大きな損失になってしまいます。

風邪の基本的な知識を理解したら、予防のために次に知っておかなければいけないのは、「どのように感染するか？」です。次ページから解説しましょう。

マスクを究《きわ》めて「飛沫感染」をシャットアウト

飛沫感染、空気感染、接触感染の違い

「風邪はどのようにしてうつるか」についても、私たちは何となく知っているつもりでいます。でも、正しい知識を持ち合わせている人は、やはり少ないようです。

「誰かに風邪をうつせば自分の風邪は治る」なんていう迷信もあります。風邪の症状は3日か1週間もすれば治まるので、その間に家族など身近な人が風邪をひけば、「誰かにうつしたから治った」ように見えるのでしょう。

風邪など、上気道感染症に関連するウイルスの感染《かんせん》ルートは、次に挙げるように3つあります。

①飛沫感染《ひまつかんせん》

感染している人のくしゃみ・咳によって空気中にウイルスなどの病原体が「**飛沫**《ひまつ》」として排出され、それを吸い込むことによって起こる感染。だいたい1～2メートルの距離で感染する。

②空気感染《くうきかんせん》

感染している人から排出された飛沫が、そのままカラカラに乾燥して水分を失い、小さな「**飛沫核**《ひまつかく》」になって空中をただよい、それを吸い込むことによって起こる感染。学校の教室内くらいの距離であれば感染してしまうので、予防が難しい。

③接触感染《せっしょくかんせん》

感染ウイルスが含まれた鼻汁、唾液《だえき》などに直接触れることで手にウイルスがつき、その手で口や鼻を触ることで感染する。小さな子どもは保育園などで、同じおもちゃで遊び、その手で顔を触り、口に入れて舐《な》めたりするので、接触感染が多い。小さい子どもがいる家庭では、子どもと接触する機会が多いので、大人もこのルートで風邪をひくことが多い。

風邪やインフルエンザのウイルスが感染するのは、主に①飛沫感染と③接触感染の２つです。つまり、風邪やインフルエンザのウイルスに感染した人が触れたものに触れないようにしつつ、**1〜2メートルの距離に近づかなければ、風邪はうつらない**ということになります。

同じ部屋にいるだけでうつってしまう空気感染が起きるのは、とても感染力が強い病《びょう》原体《げんたい》の場合です。水分がなくなった「飛沫核」という状態でも感染する力が残っている病原体というのは、麻疹《はしか》ウイルス、水痘帯状疱疹《すいとうたいじょうほうしん》（水ぼうそう）ウイルス、結核菌《けっかくきん》などが挙げられます。

ただ、実は、インフルエンザウイルスも、飛沫感染や接触感染だけでなく空気感染もする可能性がある、という研究報告があり、油断がなりません。米国メリーランド大学で、インフルエンザにかかり、発症から１〜３日たった患者１４２名について、呼吸にどの程度ウイルスが含まれているかを調べたところ、咳をしていない患者の呼気の48%から、インフルエンザウイルスが検出されたのです（Proc Natl Acad Sci U S A. 2018;115(5):1081-1086.）。

つまり、咳やくしゃみなどの飛沫にウイルスが含まれていたのではなく、単に呼吸したり話したりしているだけなのに、患者の2人に1人はインフルエンザウイルスを放出していました。しかも、放出されたインフルエンザウイルスのうち、73%は感染力があるものでした。それゆえ、インフルエンザウイルスが空気感染を起こす可能性が高いというわけです。

ほとんどの人は「マスク」を正しく使えていない

風邪やインフルエンザを予防するためには、飛沫感染をいかに防ぐかがカギになります。そのためには「マスク」が有効だと私は考えます。マスクの効能は、①**飛沫を防止する**、②**喉の乾燥を防ぐ**、③**マスクをしていると自然と顔を触らない**、という3点です。指先にウイルスがついていても、マスクをしていれば鼻や口を触ることがありませんので、接触感染も防ぐことができます。

実は、残念ながら、マスクについてエビデンスとなる論文はあまり存在しません。欧米では、マスクは医療関係者が着用するもので、一般の人は利用しないため、研究の対象とならないためです。マスクを一般の人が利用しているのは、日本をはじめアジアの国々ならではなのです。

飛行機内の乾燥が気になる日本人が、マスクを着用したまま外国の空港に降り立ったら、「マスクをしているなんて、この人は何か重い感染症にかかっているに違いない」と、係員に呼び止められた……という話が昔はありました。私がミシガン大学に留学していた頃の上司は、3月に東京を訪れたところ、花粉症対策としてマスクをしている人の多さに驚いていました。

なお、カラカラに乾いて「飛沫核」となったウイルスによる空気感染を防ぐには、N95という高機能マスクが必要になります。これは0・3㎛の微粒子を95％カットする優れもので、結核病棟で使用します。市販のマスクでは残念ながら空気感染は防げないと思ったほうがいいでしょう。

マスクについての研究論文は少ないのですが、製薬会社のエーザイの調査でマスクの利用実態がわかります。調査に協力したマスクを利用している日本人男女310名のうち、「マスクの着用は感染症予防に有効だと思っている」という人は、97％もいました。それにもかかわらず、**73%の人はマスクを正しく使えていなかった**のです。

マスクの誤った使い方の例としては、「ウイルスが付着したマスクのフィルター部分を触ってしまっている」が43%、「マスクを外した後、手洗いできていない」が54%もいました。

この調査結果も踏まえて、正しいマスクの使い方を、次に示す4つのポイントにまとめました。

①正しいサイズのマスクを選ぶ

飛沫感染を防ぐには、鼻と口をぴったり覆わなければなりません。ブカブカのマスクをしている人もいますが、マスクに「大人用」「女性用」「子ども用」があるのは、顔のサイズに合わせるべきだから。横から見て、鼻からあごまで、しっかりと覆《おお》い、正しく頬《ほほ》にフィットするものを選びましょう。なお、「息が苦しい」とちょっとずらして鼻を出すのはもちろんNGです。

正しいサイズのマスクを使う

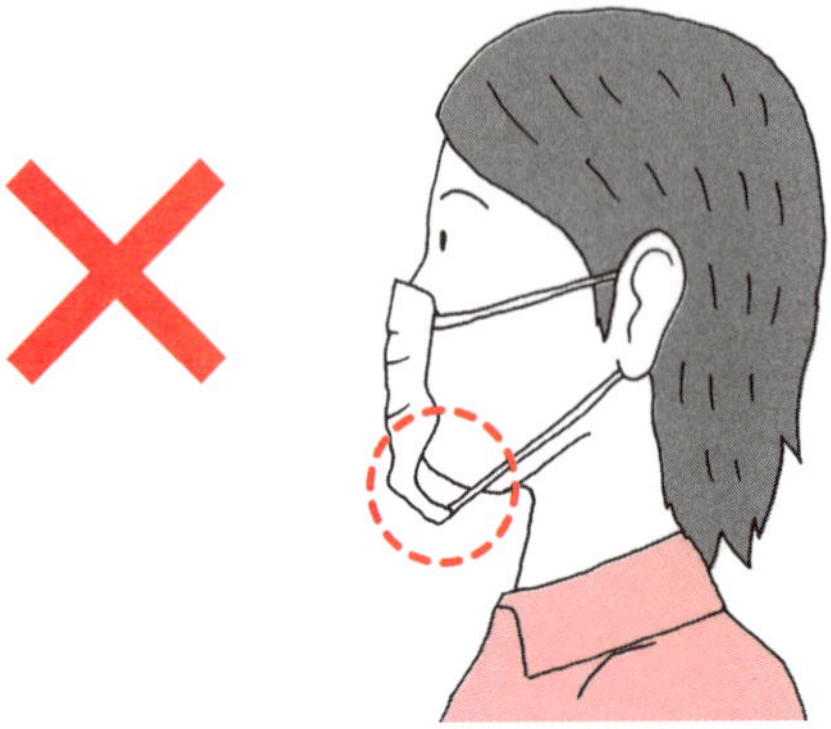

サイズの合わないマスクを使うとスキマができてしまう。顔の小さい女性や子どもは、小さいサイズのマスクを使うこと。

つけ外しはゴム紐《ひも》の部分を持って

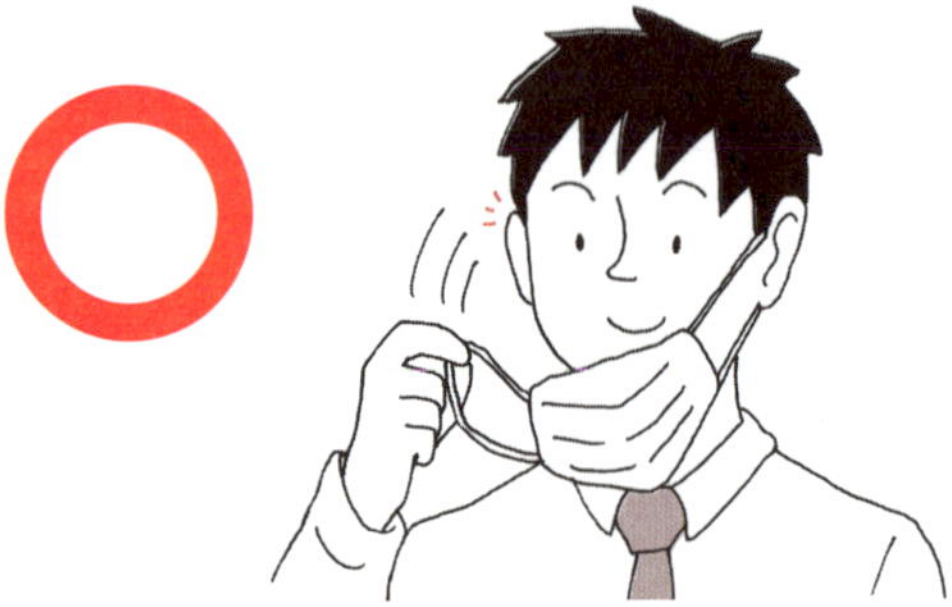

マスクのつけ外しはゴム紐《ひも》の部分を持って行う。特に外すときにマスク表面部分を触ると指にウイルスがついてしまう。

②マスクをつける前に手を洗う

ウイルスがついた手でマスクをつけたら、ウイルスだらけのマスクを口にくっつけることになります。これでは、接触感染を起こす原因になります。マスクを装着する前に、必ず手洗いを。

③つけ外しはゴム紐《ひも》の部分を持って

マスクをつけるときは、必ずゴム紐の部分を持って行いましょう。耳にゴム紐をかけ、鼻からあごをしっかり覆い、反対側の耳にまたゴム紐をかけます。鼻の上部分は押さえつけてぴったりフィットさせましょう。使用中は絶対にマスク表面部分に触ってはいけません。飛んでくるウイルスを止めている「泥除け」のようなものですから、そこを手でベタベタ触ってしまったら意味がありません。特に気をつけていただきたいのは外すときです。ゴム紐だけを持ってマスク表面部分には触れないようにし、その後は手洗いをします。

④「使い捨て」を徹底する

マスクは時間がたてばたつほどウイルスなどが付着して汚れていきます。ですから、頻繁に交換することが、風邪・インフルエンザの予防には大切です。それなのに、エーザイの調査によれば、マスクを取り替える頻度は「1日1回」が最多で、6人に1人は、「**2日以上マスクを取り替えていない**」と回答していました。しかも、50歳以上の男性となると、2日以上同じマスクを着用していた人は、およそ半数でした……。ぜひ、1日に数回は、マスクを交換してください。そして、使い終わったマスクは再利用することなく、「使い捨て」を徹底しましょう。

マスクの再利用は絶対NG

さて、マスクの使い捨てについて補足しておきましょう。私は診察がある日は、**1日に平均20枚**ほどのマスクを使っています。1日に20枚というのは、さすがに商売柄というものですが、診察がない日でも、外出するごとに取り換えることにしていて、1日に4枚以上は使っています。みなさまも、これぐらいの枚数を目安にしてください。

なお、エーザイの調査に戻りますと、1日に1回しかマスクを取り替えない人たちは、平均して1日に8回ほど、同じマスクを外しています。外したマスクはどうするのかとい

咳やくしゃみを手で抑えるのはNG

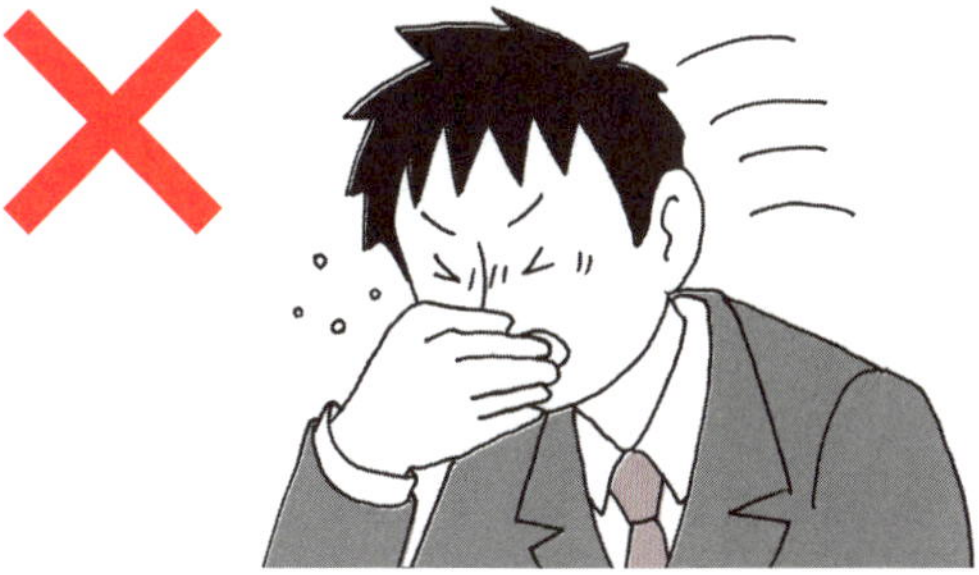

子どもの頃、「咳やくしゃみをするときは手で抑えなさい」と教わったかもしれないが、指にウイルスがついてしまうのでNGだ。

ティッシュの他、袖などで覆う

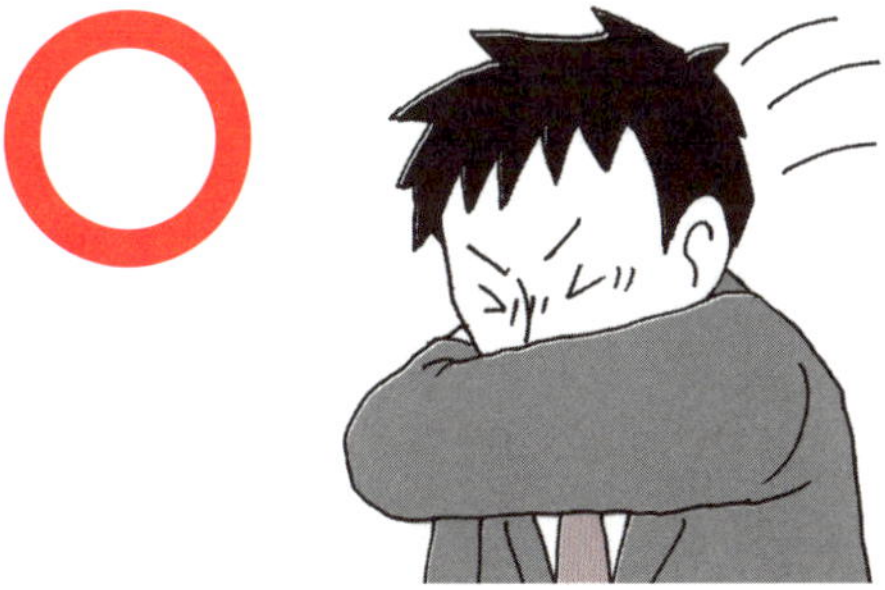

咳やくしゃみをするときは、ティッシュやハンカチなどで覆うか、袖の内側で覆うことを厚生労働省の「咳エチケット」で推奨している。

うと「半分に折って置いておく」「口に当てていた側を上にして置く」「ポケットやカバンに入れる」という回答が多かったそうです。そして、外したマスクを再使用する際、消毒スプレーをかける人がわずかにいましたが、91％の人がそのまま装着していました。これでは風邪・インフルエンザの予防に不十分であることが、もうおわかりでしょう。

最新の研究では、外来医療《がいらいいりょう》従事者におけるN95マスクと医療用マスクの装着による予防効果を調べた結果、インフルエンザの罹患率《りかん》に差が認められなかったことが報告されました（JAMA. 2019 Sep 3;322(9):824-833.）。先ほど紹介したN95マスクは、高価ですから使い捨てではありません。みなさまが予防のために使うならば、高価なN95ではなく、通常のマスクを使い捨てで1日数枚使用する方が効率的、かつ有効なのです。

ちなみに「自分が風邪をひいてしまった」という場合にも、人にうつさないためにマスクを装着しましょう。厚生労働省が推奨する「咳エチケット」（前ページ）としては、他人に感染症をうつさないために、咳やくしゃみをするときはマスクを使うこと、あるいは、ティッシュやハンカチ、袖を使って口や鼻をおさえることがマナーとなっています。

子どものころ、「くしゃみをするときは手で覆いなさい」と教わった人もいるかもしれませんが、そうすると手についたウイルスを今度はドアノブやいろんなものにつけてしまう恐れがあるので、悪い例とされています。

もちろん、使い終わったティッシュやマスクは、即座にゴミ箱に捨てましょう。

体調管理は「手」から始まる

正しい手洗いとペーパータオルが最強

マスクと並んで、あるいはそれ以上に重要なのは、「手」の対策です。

ウイルスがついた手で食事をする、お菓子をつまむ……「そんなのは論外でしょう」と思っている健康意識が高い人でも、無意識のうちに鼻や口を指で触ったりしています。すると、そこからウイルスが侵入し、感染してしまうのです。実は、ウイルスがついた手で目のあたりを触ることでも、涙腺を経由して鼻に侵入することができるので、やはり気をつけなければなりません。

風邪を予防するためには、むやみに鼻や口、目などを触らないことが大切です。つまり、「手で顔を触らない」癖をつけるといいでしょう。もし、鼻や口のあたりを触りたくなったら、指で直接触るのではなく、ティッシュを持って触れるようするといいでしょう。

もちろん、手指についたウイルスを物理的に洗い流す「手洗い」は予防の基本となります。サッと洗うだけでは十分ではありません。石鹸《せっけん》を泡立てて、**手のひら**、**手の甲**《こう》、**指の間**、**爪の先**、**手首**を、30秒以上かけてしっかりと洗ってください（次ページの図）。

腕時計をしている場合は外し、女性など爪を伸ばしている人は、爪の間も忘れずに洗いましょう。


洗い終えたら、手をどう乾かすかも問題です。家庭では手拭《てふ》きタオルを使うのが一般的ですが、最も衛生《えいせい》的なのは、**ペーパータオル**を使うことです。家族がそれぞれ帰宅して真っ先に手を洗い、同じタオルで手を拭いてしまったらどうなるでしょう。タオル経由で感染が起きる恐れがあります。

私は、家でも一年中、使い捨てのペーパータオルを使用しています。もし、ペーパータオルを使うのが難しいのであれば、せめて家族ごとに違うタオルを使うことをお勧めします。

手洗いは、手の甲、指の間、爪の先から手首まで

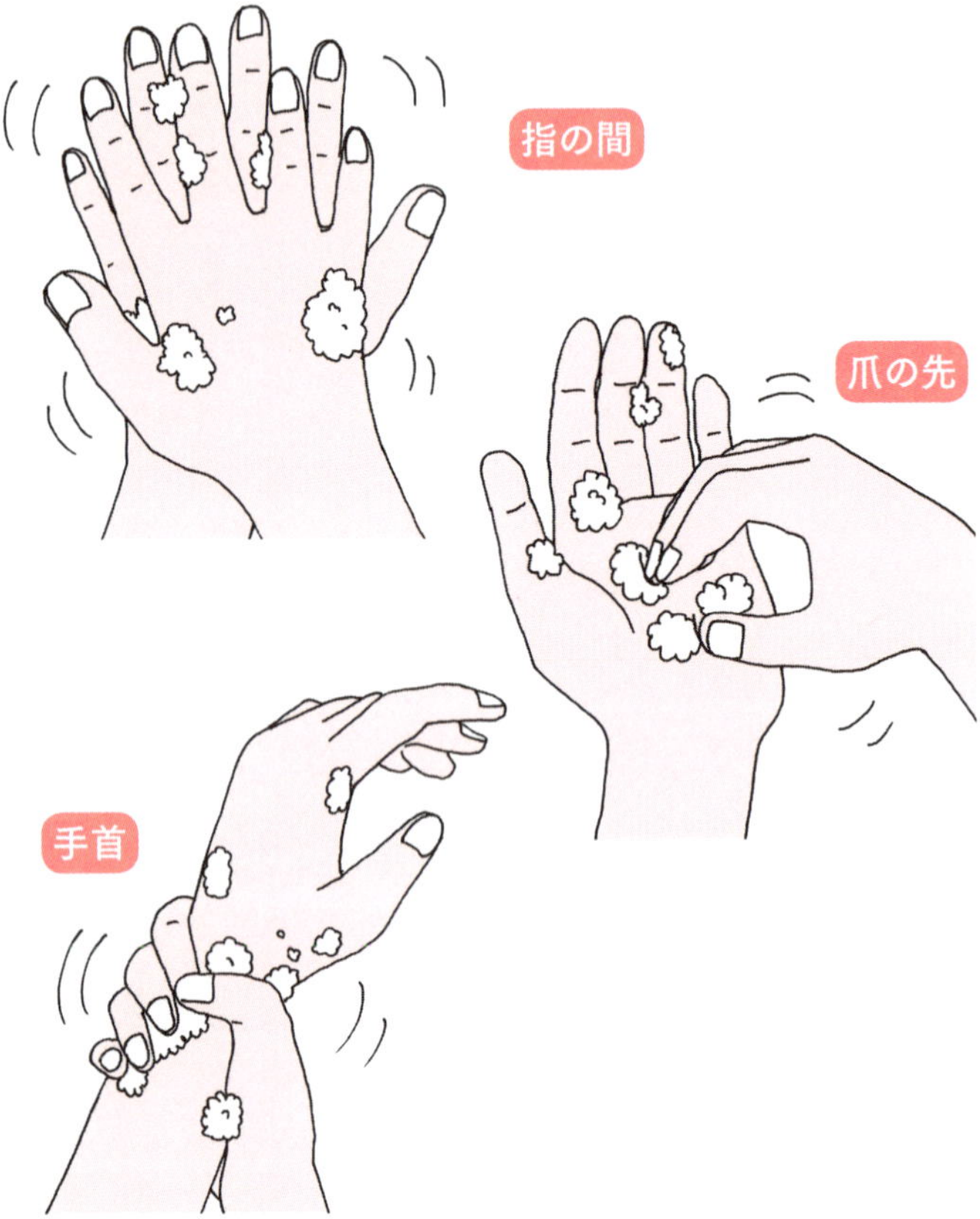

手洗いでは、石鹸を泡立てて、手のひら、手の甲、指の間、爪の先、手首を、30秒以上かけてしっかりと洗う。

外出先や会社、学校などではどうでしょうか。ハンカチで手を拭くという方は多いかもしれません。ですが、ハンカチを1日に何度も使うと、ウイルスまみれになってしまうでしょう。それよりも、使い捨てのペーパータオルのほうがはるかに風邪予防に役立ちます。

この本を読んでいる会社の経営者の方は、オフィスのトイレにペーパータオルを導入することが、従業員の健康に寄与することを知っておいてください。風が出て手を乾かす「ハンドドライヤー」もありますが、ペーパータオルのほうがやはり衛生的です。

また、外出先などのトイレにペーパータオルがない場合は、ポケットティッシュで手を拭いて、使い終わったらすぐ捨てるのでもいいでしょう。

硬貨を使わずキャッシュレス決済で

ところで、風邪・インフルエンザのウイルスは、いったいどれぐらい長生きできて、どれぐらいの間、感染する状態を保ち続けられるものなのでしょうか。ウイルスの中でも感染力の強いインフルエンザウイルスを例に考えてみましょう。

ミネソタ大学の研究によれば、金属やプラスチックなど、表面が滑らかなところについたインフルエンザウイルスは、24〜48時間は生存が可能です（次ページのグラフ）。一方、衣服や紙、繊維では、8時間しか生存ができません。さらに、金属やプラスチックについたインフルエンザウイルスは、「ウイルス活性」が24時間ほど持続していました。つまり、まる1日は感染力を維持していたということです（J Infectious Dis. 1982;146:47-51.）。

この結果からわかることは、「表面がつるつるして不特定多数の人が触るもの」では、生きたウイルスが存在する確率が高いというわけです。**電車やバスのつり革**、**エレベーターのボタン**、**ドアノブ**、**階段の手すり**、**オフィスの電話**などが当てはまるでしょう。

そして、忘れてはならないのが「**硬貨**」です。金属製で、まさに不特定多数の手に触れるものです。ただ、買い物はキャッシュレス決済を利用すれば、硬貨に触らずに済みます。ちょっとしたことですが、小さなリスクをこまめに潰《つぶ》していくことが体調管理には欠かせません。便利な世の中になったものです。

また、接触感染対策として、「**マイペン**」を使用することもお勧めします。私は、銀行や郵便局や役所で書類を書く場合、備え付けのペンではなく、持参したマイペンを使用することにしています。宅配便で受け取りのサインをするときも、配達員の方からペンを借用することはありません。潔癖《けっぺき》すぎると思うかもしれませんが、接触感染を防ぐためには

ウイルスの生存率

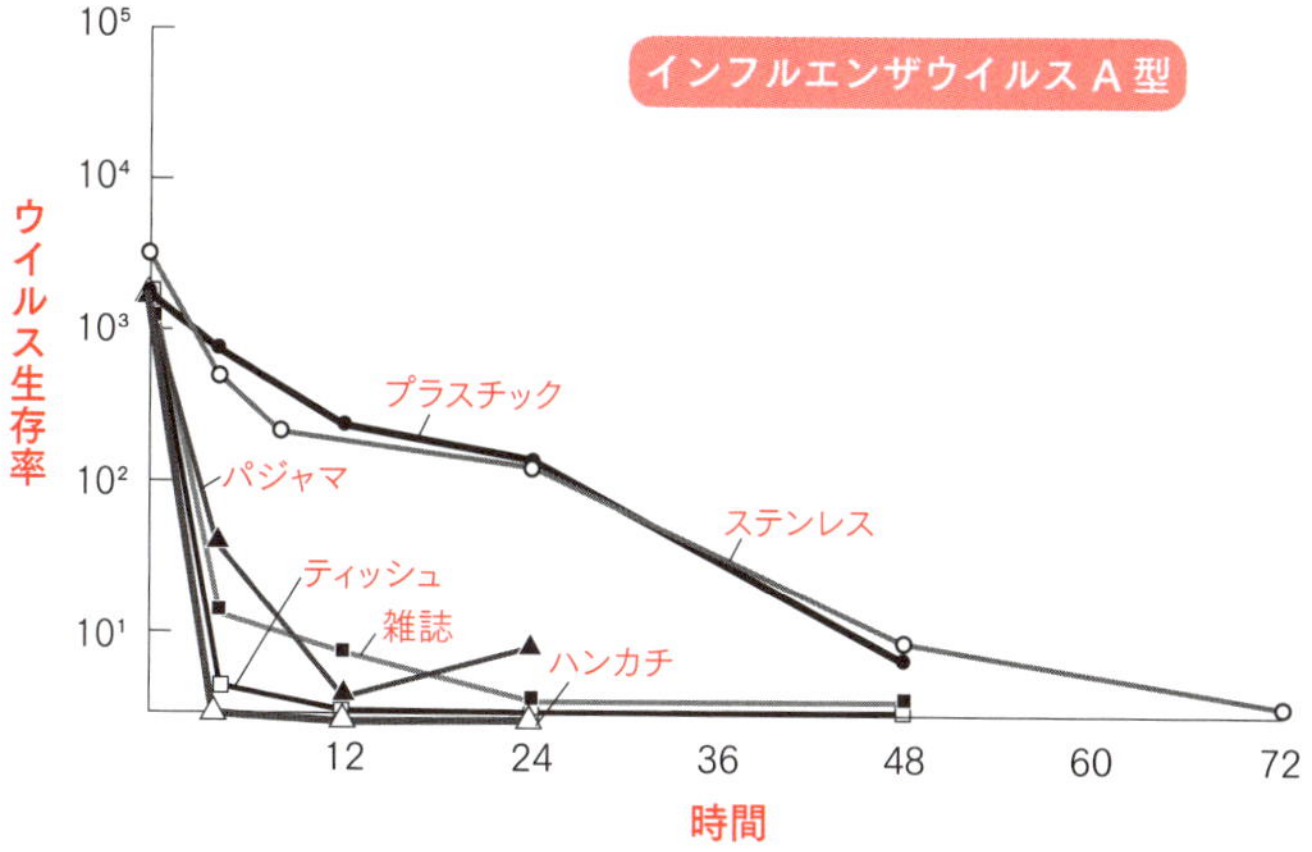

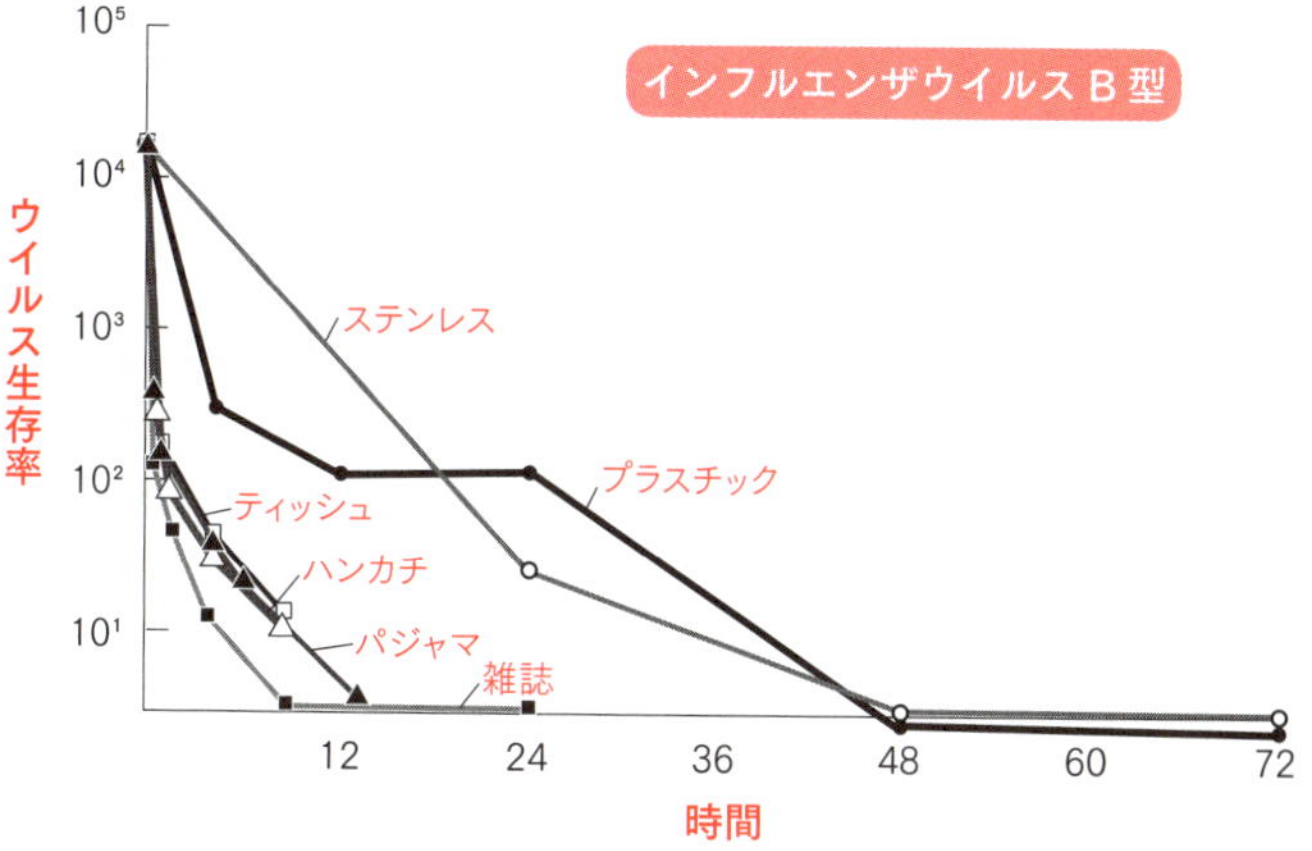

インフルエンザウイルスが、プラスチックやステンレス、そしてティッシュやハンカチ、パジャマなどの表面でどれぐらいの時間、生存したかを測定した結果。ステンレスやプラスチックの表面では生存時間が長かった（J Infectious Dis. 1982;146:47-51.）。

自分専用のペンを使用することが有効なのです。

家庭でも有効なアルコール消毒

石鹸で手を洗うことは、手の汚れとともにウイルスなどを洗い流す効果が期待できます。その一方で、病院やオフィスなどの入り口に置いてある「**アルコール性手指消毒剤**」は、手についたウイルスを弱らせて殺すことを目的としています。ドラッグストアなどで普通に売っていますので、家庭でもぜひご利用ください。

私も、帰宅したら、毎日必ず、玄関の前でプシュッと手をアルコール消毒しています。アルコール製剤の入った液剤やジェル剤は、プシュッと手につけるだけでは不十分です。手洗いするときと同じように、手のひらや手の甲、指先、指の間、手首に薬剤をよくすり込んでください。石鹸および流水での手洗い30秒よりも、アルコール手指消毒15秒のほうが有効ですので、病院の感染対策ではアルコール手指消毒を推奨しています。

家庭でもオフィスでも、ドアノブや机など、手でよく触る部分を消毒することで、感染が予防できます。アルコール性の消毒剤でも、手指以外に使えるものがあります。また、アルコールを使用していないものの中には、消毒だけでなく、ウイルスや菌を寄せつけない「抗菌」の作用が一定期間持続するものもあります。

風邪の〝常識〟をアップデートする

あなたは古い〝常識〟のせいで風邪をひいている

ここまで、風邪の基礎的な知識と、それに基づいた予防法について紹介してきました。この時点ですでに、「自分の風邪についての常識は、ずいぶん間違いが多かった」と思っている方もいらっしゃるかもしれません。

「風邪のウイルスが200種類もあるなんて知らなかった」
「自分はいつも喉から風邪をひくと思っていた」
「同じマスクを次の日も使ってしまっていた」
「無意識のうちに鼻を触ってしまう癖があった」

……こんなことに気づいていただけたら、著者としてはうれしい限りです。

何度も言いますが、風邪はとてもありふれたものだけに、「自分は正しい知識を持っている」「予防をきちんとしている」と思いがちです。医師ですら、昔の知識ややり方に頼って、風邪を診察しがちなのです。

ですから、ここで一度、風邪の〝常識〟をアップデートしましょう。

勘違いしやすい風邪と予防法の知識をまとめてみます。

①風邪予防にうがい液は有効？↓NO

「予防には手洗い、うがい」というのは誰でも知っています。

では、うがいはどのように行うのがいいでしょうか。「うがい薬」を使えば、より予防になりそうなイメージがありますが、それは間違いです。

京都大学健康科学センターが行った研究では、387名の被験者《ひけんしゃ》を、外出後に「うがいをしない人」「水だけでうがいをする人」「ヨードなどのうがい液でうがいをする人」の3

グループに分け、２カ月にわたって比較しました。すると、「うがいをしない人」のうち風邪をひいたのは１００人中26・４人、「水だけでうがいをする人」では17人、「ヨードなどのうがい液でうがいをする人」では23・６人でした（Am J Prev Med 2005;29:302-7）。

つまり、**水だけでうがいをする場合が最も風邪をひきにくかった**という結果になったのです。うがい液を使う人は、うがいをしない人と同じくらいの結果になってしまいました。

もともとヨードなどのうがい液は、口の中の雑菌を消毒することを目的に作られており、風邪の予防のために作られたものではありません。ヨードうがい液を使用すると、「正常な口腔内細菌」まで消毒されてしまい、結果として風邪の予防につながらなかったのかもしれません。風邪の予防としては、「水だけ」のうがいでよかったのです。

ただし、うがい液には口腔内を清潔にする効果がありますから、すでに風邪やインフルエンザにかかってしまった場合は、うがい液でうがいをすると、回復の助けとなるでしょう。

風邪の予防には「水うがい」、風邪をひいたら「うがい薬」と覚えておきましょう。

②風邪をひいたら風呂に入らないほうがいい？↓NO

「風邪をひいたときには風呂に入らず、とにかくあったかくして寝るのがいい」と言われたことがある人は多いでしょう。ですが、これは間違いです。

日本人は昔から風呂好きで、日本最古の書物『古事記』にも、伊予の湯という温泉が登場します。最初は天然温泉を利用した露天風呂でしたが、江戸時代には銭湯文化が花開きました。銭湯は気持ちのいいものですが、家まで帰る途中で湯冷めをしてしまいます。これが「風邪をひいたら風呂に入らないほうがいい」という言葉の根拠なのです。

日本の銭湯文化はまだ残っていますが、第二次大戦後は「家風呂」が普及し、1950年代半ばに高度経済成長期を迎えて以降は、風呂は家庭で入るものになりました。

家でさっと入浴する、あるいはシャワーを浴びてすぐにベッドに入るのなら、湯冷めをする心配はありません。入浴すれば、汗も流せてさっぱりしますし、体を清潔に保つことができます。高熱のときも、体がつらくなければ、入浴してもいいでしょう。

また、風呂と同様に、風邪のときにやってはいけないと言われてきたものとしては、「運動」があります。風邪をひいてつらいときに運動なんて……と思うかもしれませんが、実は、風邪のひきはじめに軽い運動をすると、体の免疫力がアップして、回復が早くなり、症状が軽くて済む可能性があります。

私は、風邪のひきはじめのときに、プールに行って5分だけ泳ぐようにしています。それだけで、その後の体の調子はずいぶんと変わってくるのです。15〜20分ほどウォーキングをしたり、軽くジョギングをするのでもいいでしょう。

③風邪のとき抗生物質を飲むと早く治る？↓NO

これはすでに説明したように、風邪の原因はほとんどがウイルスですから、細菌を殺すための抗生物質を飲んでも意味がありません。それなのに、ただの風邪に対して抗生物質が処方されてしまうことがまだあるようです。

厚生労働省は、2017年から、医師に対して安易に抗生物質を処方しないように促す「抗微生物薬適正使用の手引き」を公開しています。日経メディカルが医師3981名に対して調査したところ、「風邪の患者に対してまったく抗生物質を処方しない」と答えた医師は、17・6％。「抗生物質の処方を厳密に、もしくはある程度配慮している」と答えた医師は55・2％でした。

数が減っているとはいえ、風邪に関係がない抗生物質が用いられ続けているのはなぜでしょうか。先ほどの調査で医師たちが挙げた理由としては、「その風邪が細菌によるものか、ウイルスによるものか見分けがつかないから、念のため処方しておく」「気管支炎や肺炎など、細菌による二次感染の予防」の他に、「抗生物質は必要ないと説明しても、患者が納得しないので」がありました。

私も、風邪の患者さんに「抗生物質を出してください」と言われたことがあります。ですが、何度もいうように、ただの風邪に抗生物質を処方することに意味はありません。ぜひ常識をアップデートしてください。

これもすでに述べましたが、不要な抗生物質を服用し続けると、長い目で見た場合、いつか抗生物質が効かない細菌が生まれる恐れがあります。こうした薬剤耐性菌の問題は、世界的にも議論されているところです。安易に抗生物質を飲むのはやめましょう。

④風邪のとき解熱剤を早く飲むべき？↓NO

「熱が出たので解熱剤を飲んで出勤した」という経験のある人は多いでしょう。それだけでなく、「薬が切れて熱がまた上がってきたので、さらに解熱剤を飲んで仕事を続けた」という人もいるかもしれません。解熱剤の使い方として、これは正しいでしょうか？

私は、どうしても休めない大切な仕事があるときに、解熱剤を使って一時的に熱を下げるのはかまわないと考えています。しかし、何度も連続して解熱剤を使うのは、体の負担が大きくなるのでお勧めしません。

ウイルスが侵入してきたとき、体は免疫力を活性化させて撃退しようとします。体温が上昇しているときは、白血球《はっけっきゅう》の中にあって異物を排除する好中球《こうちゅうきゅう》や、細菌やウイルスを食べるマクロファージの作用が強まっているのです。つまり発熱とは、体がウイルスを撃退しようと頑張《がんば》っている状態なのです。

解熱剤を使うなら、38℃以上の高熱で、かつ体がつらいときなどにしましょう。

⑤風邪のとき咳止めは有効？↓NO

咳を出すのはつらいものですし、ウイルスを撒《ま》き散《ち》らしているようで、まわりの目も気になります。咳が出ると、咳止めの薬に頼りたくなる気持ちはよくわかります。

しかし、先ほどの解熱剤と同じで、安易に咳止めには頼ってはいけません。咳は、気道に入り込んだウイルスなどを追い出すための防御反応です。気道の内側の上皮細胞《じょうひさいぼう》には繊毛《せんもう》が生えていて、そこに分泌されている粘液《ねんえき》が、ウイルスなどの異物を絡め取ってまとめます。これが痰《たん》であり、咳によって体外に出されます。

熱があるときに解熱剤を繰り返し使うことがお勧めできないように、咳が出るからといって繰り返し咳止めを飲むこともお勧めできません。

また、咳が出るから風邪だと思っていたら、実は別の病気だった、ということもあります。3週間以上、咳が続く場合は、**咳喘息**、**結核**、あるいは**肺がん**などの病気の可能性もあります。さらに、**百日咳**《ひゃくにちぜき》は、百日咳菌によって起こる病気で、大人がかかってもそれほど心配はありませんが、生後1年以内の乳児だと命の危険もあります。もし百日咳にかかってしまったら、妊婦や乳児にうつさないよう注意が必要です。

お酒を頻繁に飲む人ほど風邪をひきにくい？

この章の最後に、「お酒と風邪」にまつわる興味深い研究を紹介しておきましょう。

昔から「酒は百薬の長」と言われ、ほどほどに飲む分にはお酒は体にいいと考えられていました。「ちょっと風邪気味だからアルコール消毒しよう」なんて言いながらお酒を飲む酒好きの人もいるくらいです。

実は、飲酒と風邪の関係についての研究が、ヨーロッパと日本であります。

１９９３年、英国のコーエンらが健康な３９０名の鼻腔に、ライノウイルスやコロナウイルスなどの風邪ウイルスを投与したところ、非喫煙者のうち、お酒をよく飲む人ほど、風邪の発症率が低いという結果になったのです（Am J Public Health. 1993;83:1277-83.）。

スペインでは、お酒と風邪に関する10年間にわたる研究を行っています。２００２年に発表された論文によれば、スペインの５つの大学の教職員４２７２名は、１人あたり１年に１・４回風邪をひき、「お酒を飲まない人」の発症リスクに比べると、「ワインを週14杯以上飲む人」の発症リスクは60％程度でした（Am J Epidemiol. 2002;155:853-8.）。つまり、この実験においても、お酒を飲む人のほうが風邪をひきにくいというわけです。

これを踏まえて、東北大学の永富良一先生が、８９９名の日本人男性を対象に調査をしたところ、「お酒を飲まない人」に比べて「お酒を飲む人」のほうが風邪を引かないという結果になりました（BMC Public Health. 2012;12:987.）。一番風邪をひきにくかったのは「毎日お酒を飲む人」、次いで「週4〜6回飲む人」「週３回以下の人」でした。英国の研究と同様に、ポイントはお酒を飲む頻度にあります。

スペインの研究では、「赤ワインのポリフェノールがいいのでは」と考察されていましたが、日本の被験者が飲んでいたのは、ビールと焼酎がほとんどでした。そのため、お酒による体温の上昇とストレスの軽減がよかったのではないか、と永富先生は考察されています。

28ページで述べたように、最もメジャーな風邪のウイルスであるライノウイルスは、主に鼻に感染しますが、お酒を飲むと血行が良くなって鼻の温度が上がり、ライノウイルスが増殖《ぞうしょく》しづらい温度になるのではないかと考えられます。

また、お酒を飲むことでストレスが解消されれば、それも風邪の予防につながると考えられます。その点は「酒は百薬の長」なのかもしれません。

しかし、風邪の予防に役立つ可能性があるといっても、それは「ほどほど」に飲んだ場合です。飲み過ぎは、がんをはじめ重大な病気のリスクを上げることが知られています。ですから、「風邪予防のためにどんどん飲みましょう」とは決して言えません。ましてや、もともとお酒に弱い人が風邪の予防のために無理に飲むことはまったくお勧めできません。

また、「二日酔い」の状態では仕事にならないことは明白です。体調管理のためには、飲み過ぎて二日酔いになることは避けなければなりません。

なお、厚生労働省が定める、病気のリスクを上げないための飲酒量は、「1日、純アルコール量で20gまで」です。これは、ビールに換算すると中瓶1本、ワインならグラス2～3杯、日本酒なら1合ほどです。覚えておきましょう。

第2章

風邪による体調不良はどれだけ早く治せる？

「風邪のひきはじめ」にやるべきこと

100％風邪を予防するのは不可能

先ほどの第1章では、体調を崩す最大の原因である「風邪」について解説しました。風邪を予防することができれば、体調管理のかなりの部分は成功です。しかし、どんなに頑張っても、風邪を100％予防することは不可能です。

気をつけていても、手についたウイルスが鼻や口から侵入してしまうこともあります。ウイルスが侵入しても、感染せずに済むこともありますが、たまたま寝不足だったり、急に気温が下がって体が冷えてしまったりすると、運悪く風邪をひいてしまうかもしれません。

つまり、「小さな体調不良」があるときに、風邪のウイルスに侵入を許してしまうと、さらに大きな体調不良を招いてしまうわけです。

こうした「体調不良ドミノ」を断ち切るためには、風邪のひきはじめのタイミングで適切に手を打つ必要があります。

そこでこの章では、風邪のひきはじめに一体何をすればいいのかを解説していきます。

風邪をひいたとき、体には何が起こっているのか?

運悪く風邪をひいてしまったときに、何をすればいいのでしょうか。それを説明するためには、まず、風邪をひいた瞬間に人間の体の中で何が起きているのか、という話から始めなければなりません。

ここでは、鼻に感染するライノウイルスを例にとりましょう。

飛沫だけでなく、手などを経由して鼻の穴から入ったライノウイルスは、鼻の奥のほうへと到達します。ここは、鼻と口がつながっている場所の手前で、すぐ近くに口蓋垂《こうがいすい》(のどちんこ)があります。

ライノウイルスは、鼻の奥のほうの表面にある体細胞に接触します。そして、自身が有

ライノウイルスは、鼻の奥に侵入し、細胞にとりつく

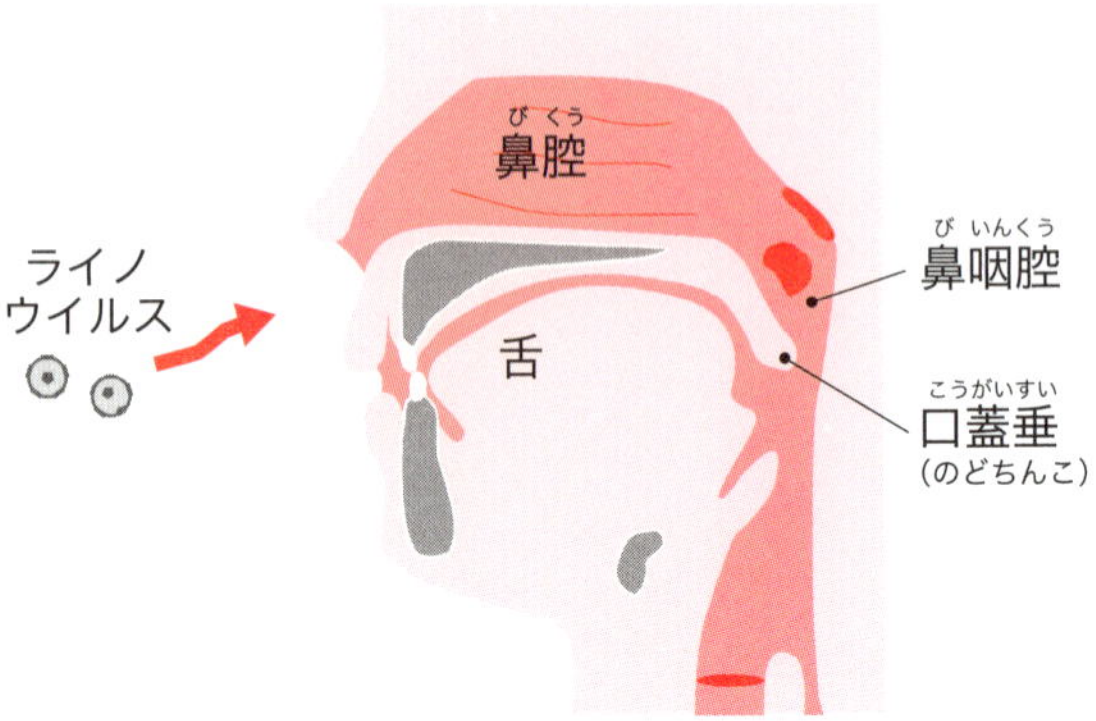

鼻から侵入したライノウイルスは、鼻腔を通り、鼻の奥のほうへ到達する。そこで、表面の体細胞にとりつく。

益な存在であるかのように騙し、細胞の中に取り込まれたら、暴れだします。

もし、その風邪ウイルスが、過去に感染したものでなく、初めて感染したタイプだったら、ウイルスは体細胞の中で自分自身のコピーを大量に作らせ、やがて細胞を破壊し、そしてウイルスが体の中でばらまかれるのです。

感染がここまで進むと、「喉が少し痛いな」「風邪をひいたかもしれない」と感じるようになります。そして、鼻から侵入したウイルスが増殖し、しばらくすると鼻水などを通じてそれが排出されるようになるのです。

体は「免疫システム」で対抗する

もちろん、体はやられっぱなしでいるわけではありません。ウイルスに乗っ取られた体細胞は、**白血球**を呼び寄せます。白血球とは、広い意味でいうと、体の防御反応に関わる「**免疫**」を担当する細胞のことです。

ウイルスなど体に侵入した異物を排除するための免疫の仕組みとしては、「**自然免疫**」と「**獲得免疫**」の2つがあり、それぞれ担当する白血球の種類が決まっています。

自然免疫は、侵入してきた病原体などにいち早く反応して、排除するための仕組みです。白血球のうち、好中球《こうちゅうきゅう》や、マクロファージ、樹状《じゅじょう》細胞などが担当します。ウイルスなどに正面から攻撃したり、捕らえて食べてしまいます。

一方、獲得免疫は、病原体を見分け、それを記憶することで、同じ病原体に出会ったときに効率よく排除できるようにする仕組みです。自然免疫に比べると、病原体に反応できるようになるまでが遅く、数日かかるのですが、殺傷能力は高いということです。白血球のうち、T細胞、B細胞などが担当します。

……と、ここまでの説明では、専門用語のオンパレードで、難しくなってしまったかもしれません。とりあえずは、**風邪ウイルスが体細胞にとりついて増殖すると、免疫の仕組みによって退治される**と覚えておいてください。

風邪のひきはじめにプールで泳ぐワケ

感染した風邪ウイルスが増殖すると、まずは自然免疫が、続いて獲得免疫が働いて、ウイルスを退治しようとします。こうして、症状が出てから3～7日たつと、風邪は自然と治るのです。

その間は、水分と栄養をとって、温かくして体を休めていればよく、特段、薬などで治療を行う必要はありません。そのため、「風邪は何もしなくても治る」と言われたりするのですが、実は体の中では、白血球などが頑張って、免疫の力によって、病原体を退治しているのです。

少し喉が痛い、寒気がする、体がだるい。そんな風邪のひきはじめに、みなさまならどうしますか？「まだまだ大丈夫」と思って、いつも通り仕事をするという人がほとんどではないでしょうか。

私の場合は、すでに第1章でも触れましたが、「風邪かな?」と思ったら、スポーツクラブに行って**プールで5分ほど泳ぎます**。「風邪のひきはじめにはプールで泳いでいます」と言うと、必ず驚かれるのですが、その理由は、免疫力をアップさせるためです。

軽い運動によって、免疫のために働くNK細胞の活性化が促され、さまざまな免疫マーカーも良くなることがわかっています(Discov Med. 2015;19:433-45.)(Biomed Res Int. 2014;2014:498961)。

私がプールで泳ぐのは、自分が泳ぎ慣れていて、短時間のうちに効率よく全身運動ができるからです。プールの水は消毒されているので、他の人に風邪をうつす心配もありません。

もちろん、軽い有酸素運動なら、水泳でなくてもOKです。15分ほどウォーキングしたりジョギングしてもいいでしょう。ウォーキングする場合は、とぼとぼと散歩感覚で歩くのではなく、腕を振って早歩きしましょう。

なお、体に負担がかかるような重い運動をすると、かえって免疫力が落ちてしまうのでNGです。また、すでに風邪の症状が強く出ている段階になったら、短時間の運動でも控え、安静にすべきです。

風呂にはどんな効果がある？

私の東京医科歯科大学時代の上司であり、同大学の現学長でもある吉澤靖之先生は、「米国留学中に職場で上気道炎患者が出るとアメリカ人がみなさんジョギングしてサウナに入っていたのを思い出した」と書いています（『日本胸部臨床』75巻9号2016年9月）。欧米の医療関係者の間では、「風邪のひきはじめには軽い運動」というのが常識なのかもしれません。

そして、「サウナに入る」というのもポイントでしょう。というのも、体を温めることに効果が期待できるからです。例えば、ライノウイルスは、33℃だと活性化しますが、37℃以上だと働きが抑えられます。外気に接する鼻の表面は、通常、33℃程度ですから、サウナに入って温めることには意味があります（ちなみに、60ページで飲酒頻度が高い人ほど風邪をひきにくいという結果を紹介しましたが、これはお酒を飲むことによって血行が良くなり、鼻の表面温度が上がるから、かもしれません）。

日本の家庭にはサウナはありませんが、もちろん、お風呂でもいいですよね。体を温めて、湯冷めしないうちに寝るといいでしょう。

「風邪薬」は本当に効くか？

風邪ウイルスを殺す薬はない！

すでに述べたように、風邪は、特に何の治療もしなくても、3～7日たてば自然と治ります。こう言うと、「風邪に薬は効かないの?」と驚く人が必ず出てきます。

結論から言うと、**風邪のウイルスを殺すような薬はありません**。ただし、薬によって症状を抑えること、つまり対症療法として治療することは可能です。

風邪でつらいのは、みなさまよくご存じのように、「鼻水、鼻づまり、咳、痰、喉の痛み、発熱」などの症状です。これらは、免疫がウイルスと戦っているプロセスで起きていることなので、体のことだけを考えれば、我慢して受け入れたほうがいいのですが、私たちには社会生活もあります。

「どうしても休めないから、とりあえず熱を下げたい」ということもしばしばでしょう。

もちろん、「風邪をひいたときは、とにかく休養することが一番。仕事なんてしないほうがいい。風邪をひいている人に仕事をさせるなんて、会社が悪い」という考え方もあります。というより、その考え方はきっと〝正しい〟でしょう。

ですが、毎日のように「風邪をひいてしまったのですが、休めなくて……」という患者さんと向き合っている私には、「風邪をひいたら絶対に何もしないで寝ていてください」とは、とても言えません。

大切な仕事があるときは、咳や鼻水、熱などの症状のうち、最もつらい症状を一時的に抑えるという薬の使い方なら、問題ないと考えています。

しかし、これもすでに述べたように、解熱剤や咳止めなどを何度も繰り返し使って仕事を続けるのは、体への負担が大きくなりすぎるので、やめたほうがいいでしょう。

市販の風邪薬には何が入っている?

薬には、病院やクリニックで医師に処方してもらうものの他に、ドラッグストアなどで売られている市販薬があります。

市販薬の風邪薬とは、いったいどんなものでしょうか。

一般に売られている市販薬は、「**総合感冒薬**《そうごうかんぼうやく》」と呼ばれ、鼻水や咳、喉の痛み、熱などのさまざまな症状を抑えることを目的としています。

総合感冒薬に配合されているのは、熱を下げて喉などの痛みをとる解熱鎮痛薬《げねつちんつうやく》や、咳を鎮《しず》め痰を切る薬、アレルギーを抑える抗ヒスタミン薬、副作用である眠気を抑えるカフェインなどです。

こうした成分は、医師に処方してもらう薬よりも市販薬のほうが少なめです。ですから、どうしても症状を抑えて仕事に行きたいというときは、受診して薬を出してもらったほうがいいでしょう。

その際には、鼻水や咳、喉の痛み、熱などの症状のうち、自分が一番つらいものは何かを医師に伝え、それを重点的に抑える薬を出してもらうことが大切です。というのも、あらゆる症状を抑えようとすると、副作用が強く出てしまうからです。

解熱剤のメリット、デメリット

薬を飲む理由としてよくあるのが「熱を下げたい」というものです。熱があると仕事のパフォーマンスが急激に落ち、出社できないこともしばしば。そのため、解熱剤のメリットとデメリットについては、よく知っておきましょう。

熱が出ると、体は酸素やエネルギーを大量に使うので、消耗が激しくなり、心肺機能もくたびれてしまいます。**体温が1℃上がると、酸素消費量は13％も上昇するのです**。ですから、解熱剤を使うメリットとしては、循環器や代謝への負担が減ることが挙げられます。

そして、もう1つのメリットは、不快感が和らぐことです。熱が上がると、頭が痛くなったり、関節や筋肉が痛みだします。解熱剤によって、こうした症状が抑えられるのです。

これについては、「エビデンスに基づく治療」を提唱する英国のアーチボルド・コクランらによって創設され、世界130カ国で展開されている「コクランレビュー」でも、「解熱剤によって風邪自体が治癒《ちゆ》することはないが、鎮痛作用があるために頭痛、耳痛、筋肉や関節の痛みが和らぐ」と評価されています。

一方、デメリットは何でしょうか。すでに述べたように、発熱によって免疫力が高まるので、解熱剤を使って熱を下げるということは、**体がウイルスを排除しようとする働きにブレーキをかけてしまう**ことになります。京都大学の研究では、解熱剤を使ったグループと使わなかったグループで比較したところ、解熱剤を使ったグループのほうが、発症後3日目までの重い症状はいくらか少なく、(ベッドで安静にするなど)日常生活に制限があった期間が短くなりました。ところが、解熱剤を使わなかったグループは、4日目以降になると、軽い症状も含めた感症者の割合が少なく、すべての症状が消えるまでの期間は8・4日となり、解熱剤を使ったグループの8・9日よりも半日短くなったのです(Intern Med. 2007;46(15):1179-86.)。

ただし、体温が41℃を超えてしまうと、逆に免疫の働きは悪くなるので、高熱には解熱剤を用いるのが免疫の観点からもよさそうです。

他のデメリットとしては、解熱剤には消化器官の粘膜に悪影響をもたらしたり、血液が固まりにくくなったり、血圧が低下したりする副作用があることが知られています。すべての薬に副作用がありますが、心配な方は医師に相談するといいでしょう。

咳止めはどのタイミングで飲む？

風邪にかかってすぐの咳では、ウイルスと戦った自然免疫の死骸などが含まれた痰が排出されます。これは体に必要なことなので、風邪をひいてすぐに咳止めを飲むのは、お勧めできません。咳止めでなく、**去痰薬**《きょたんやく》（痰を切る薬）などで痰を出させ、咳の軽減を図るべきです。痰を伴う湿った咳が治まった後に、乾いた咳が続く場合は、咳止め薬を検討しましょう。

また、夜に咳が出てどうしても眠れない場合も、咳止めを飲んだほうがいいかもしれません。咳のせいで眠れないと、体も消耗して体調はどんどん悪くなります。胸骨（胸の前面中央で、肋骨をつないでいる骨）が痛むこともありますから、医師に相談してください。

実は、咳のメカニズムというのは非常に複雑で、完全には解明されていません。また、咳止め薬の中には中枢神経に作用する麻薬性を持つものもあり、乱用につながる危険性が指摘されています。咳がつらい場合は、医療機関を受診していただきたいと思います。

もし、風邪が治っても咳が続くときは、別の呼吸器系の病気が隠れている可能性があるので注意が必要です。咳が3週間以上続く場合、**咳喘息**、**副鼻腔炎**《ふくびくうえん》、**逆流性食道炎**《ぎゃくりゅうせいしょくどうえん》、**結核**《けっかく》、**肺がん**などが疑われます。そのようなときは検査および治療が必要ですので、ぜひ受診してください。

知っておきたいインフルエンザの基本

インフルエンザは夏でもかかる？

インフルエンザウイルスも上気道感染症を生じるウイルスの一種です。ただし、ライノウイルスやコロナウイルスと比べて感染力が高く、高熱など重い症状を伴うものですから、他の風邪とは分けて考えたほうがいいでしょう。

インフルエンザはダメージが大きい割に、流行期が過ぎるとその存在を忘れてしまいがち。でも、かかれば仕事に悪影響を及ぼしますから、インフルエンザ対策は確実にしておかなければなりません。

「インフルエンザは冬に流行するもの」というイメージがあると思います。確かにそれは間違ってはいないのですが、夏にインフルエンザにかからないかというと、そうではありません。

国立感染症研究所によれば、インフルエンザの流行は、温帯地域より緯度が高い国々では冬の寒い時期に起こり、北半球では1〜2月ごろ、南半球では7〜8月ごろがピークとなっています。

しかし、亜熱帯地域に位置する沖縄では、1〜2月だけでなく、夏にもインフルエンザが流行することが知られていました。実際、沖縄県は2019年8月から、インフルエンザ流行注意報を発令しています。しかもこの年、厚生労働省は9月27日に、沖縄や九州を中心に、東京都など10都県でインフルエンザの患者数が流行入りの目安を超えたと発表したのです。これは、例年よりも2カ月程度早いといえます。

仮説としては、**地球温暖化**による気候変動で、日本も「冬だけインフルエンザが流行する」という国ではなくなってきている可能性があります。また、**海外からの渡航者の増加**で、南半球や亜熱帯地方の流行地域からインフルエンザウイルスが持ち込まれている可能性もあります。インフルエンザウイルスは1年365日、人間を介して世界中を移動しているのです。いずれにせよ、「インフルエンザは冬以外、大丈夫」と思わないほうがいいかもしれません。

２０１９年はラクビーワールドカップが開催され、２０２０年は東京オリンピックが開催されます。より多くの海外からの渡航者が日本を訪れることで、インフルエンザ以外にも、マラリアやデング熱、麻疹などの輸入感染症も増加するかもしれません。

部屋の湿度を上げてインフルエンザ予防

インフルエンザの予防には、「部屋を暖かくして、加湿器をつけて湿度を上げる」のがいいと言われています。これは、インフルエンザウイルスの生存率のデータからも明らかです。

さまざまな温度・湿度の条件下で、インフルエンザウイルスの生存率を調べたところ、次ページのグラフのような結果になりました。温度が20・5〜24℃、湿度が50〜51％の場合、6時間後のウイルス生存率は4・2％に抑えられました。一方で、湿度が51％でも、温度が7〜8℃しかないと、6時間後のウイルス生存率は42％にも上ったのです（J Hyg Camb. 1961;59:479-486.）。

つまり、冬にはきちんと暖房をつけて**室温を22℃程度**にし、**湿度も50〜60％**を目標に、

インフルエンザウイルスの6時間後生存率と湿度・温度

インフルエンザウイルスの6時間後生存率を調べると、室温を上げるだけではダメで、湿度も50％程度に上げなければウイルスは減少しないことがわかる（J Hyg Camb. 1961;59:479-486.より改変）。

加湿器や濡れタオルなどを使うといいということです。

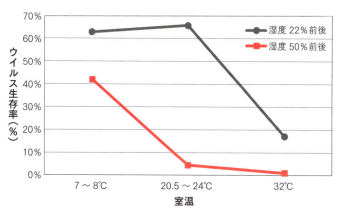

また、ウイルスなどの異物を外に排出する役割のある気道の線毛は、寒さと乾燥に弱いため、屋内では暖房と加湿器を利用するとともに、外出時にはマフラーやマスクを活用することが大切です。

ところで、インフルエンザウイルスの生存率についての研究結果を見ると、なぜ気温も湿度も高い夏の沖縄でインフルエンザが流行するのか、という疑問が残ります。

別の研究では、インフルエンザウイルスの感染力を、7段階の湿度

（23％、33％、43％、55％、75％、85％、98％）で調べたところ、ウイルス活性は湿度が高くても弱まらなかったという結果になったそうです（J Infect Dis. 2018;218(5):739-747.）。つまり、**湿度が高くても感染力は変わらない**ので、小学校や保育園のように接触感染が多くなる場所を通じて、インフルエンザの感染が増えていくと考えられます。

ワクチンは、必ず打つ

一度かかると重い症状が出て、感染力が強いため家族や同僚にもうつしてしまうインフルエンザ。その予防対策としては、ワクチンを確実に打つようにしましょう。

ワクチンを打てば100％確実にインフルエンザが防げるというわけではありませんが、仮にかかってしまった場合でも、症状が軽くて済みます。

インフルエンザウイルスは変異型が多いため、「この冬に流行するのはこのタイプだろう」と予想されて作られます。毎年、「ワクチンが不足」というニュースが流れますから、流行の前に打つようにしましょう。

ワクチンを接種して、抗体の効果が現れるまでに、約2週間かかり、また、獲得した防御免疫の効果は、その後4〜5カ月続くと考えられています。ですから、11月ごろに打てば、流行の時期をカバーできるでしょう。なお、12歳以下は十分な免疫を獲得するために、2回接種することになっています。

ちなみに、私は数年前から、クリニックの近くにある飲食店から頼まれて、そこのスタッフ40人分のワクチンを持っていき、接種をしております。この飲食店では、スタッフがインフルエンザをうつし合って営業ができない事態に陥ったこともあったそうですが、スタッフ全員がワクチン接種してからは、年に数名は発症するものの、飲食店内での大流行はなくなり、営業に支障をきたさなくなったそうです。

インフルエンザのワクチン接種は、オフィス単位、家庭単位で、ぜひ検討していただけたらと思います。

インフルエンザ治療薬は何を選ぶべき？

インフルエンザも、風邪と同様、何も薬を飲まなくても1週間程度で自然に治癒するものです。欧米では、基礎疾患のある患者さんには抗インフルエンザ薬で治療を検討しますが、健常者《けんじょうしゃ》には抗インフルエンザ薬を使用しないで自然治癒を待つことが多いようです。

ただし、インフルエンザは、風邪よりも症状が重く、体の消耗が激しく、脳炎や肺炎になるリスクも高くなります。ですから、インフルエンザに感染していることがわかったら、日本ではすぐに抗インフルエンザ薬で治療することがほとんどです。

それでは、インフルエンザの治療薬にはどのような種類があるでしょうか。2016～2017年に処方された薬の推計では、47％が「**イナビル**」、31％が「**タミフル**」でした。イナビルは口から吸入するタイプで、1回でOKです。一方、タミフルは飲み薬ですが、1日2回×5日にわたって飲み続ける必要があります。

2018年には、「**ゾフルーザ**」という、1回飲めばOKな飲み薬が登場しました。ゾフルーザが新しかったのは、細胞の中でインフルエンザウイルスが増殖するのを抑える効果があったことです。それまでのイナビルやタミフルは、細胞の中での増殖は抑えることができず、ウイルスが細胞から出て拡散するのを抑えるものでした。

そのため、ゾフルーザのほうが早くウイルスの排出を抑えることができるというメリットがあったのですが……。しかし、2019年の春になって、ゾフルーザを使用した場合に、変異型《へんいがた》のウイルスが生まれるという報告が相次ぎました。薬の効きにくい耐性ウイルスの発生率が高いという理由から、10月には日本感染症学会は、12歳未満の子どもには使用を慎重に検討すべきだ、という提言をまとめました。12歳以上の子どもと成人については、データが不足しているとして推奨／非推奨を決められないとしています。

いずれにせよ、インフルエンザ治療薬については、メリットとデメリットを医師とよく相談して決めるのがよろしいと考えます。

ひと冬に2回かかることも

インフルエンザには多くの型があります。大きく分けると、A型とB型があり、同じA型の中にも、「AH3（香港型）」や「AH1」といったバリエーションがあります。さまざまな種類があるために、不幸にしてひと冬に2回、あるいは3回も、インフルエンザにかかることがあるのです。

A型の特徴は、**38℃を超える発熱**や、ものを飲み込むのもつらいほどの**喉の痛み**、**関節痛**や**筋肉痛**、そして、肺炎や脳炎などの合併症が挙げられます。つまり、インフルエンザのイメージといえば、主にこのA型なのです。

なお、「鳥インフルエンザ」「豚インフルエンザ」が変異して人間にもうつるようになったインフルエンザも、A型に含まれます。

一方、B型は、そこまで高い熱は出ないイメージがあるかもしれませんが、38℃を超える高熱になることも少なくありません。ただ、65歳以上の高齢者では、60％が38℃以下、20％が37・5℃以下の微熱となっています。また、**下痢やお腹の痛み**を訴える人が多いのが特徴です。そのため、高熱が出なくてお腹の症状が出ている人は、自分がインフルエンザだと思わず、受診せずに、人にうつしてしまう恐れがあります。

このように怖いインフルエンザですが、ワクチンを接種し、予防に気をつければ、かからずにシーズンを終えることも可能です。

インフルエンザの予防といっても、風邪と同様に、ウイルスが体の中に入らないよう、手洗いする、あるいは、ウイルスがいそうな手すりやドアノブに気をつけるといった基本的なことに加え、感染を許さないために体調を整えることが大切です。そのためには、食事や睡眠といった生活習慣がカギを握ります。次章以降では、その生活習慣について解説しましょう。

風邪を早く治す食べ物・飲み物はあるか？

風邪をひいたとき、どんなものを食べればいいのでしょうか？

熱を下げるために汗をかいたりするので、脱水状態にならないよう、水分をしっかりとることに加え、エネルギーになるものをとらなければなりません。胃腸に負担がかからないよう、うどんなど消化の良い食べ物が勧められるのはそのためです。

日本では、古くから「風邪をひいたら玉子酒」と言われています。玉子酒は、溶き卵に砂糖を混ぜ、温めた日本酒を少しずつ加えながらよく混ぜれば完成です。いかにも風邪に効きそうですが、残念ながら玉子酒の効果を検証した論文はないようです。

同じ民間療法なら、米国では「チキンスープ」が定番です。東京医科歯科大学学長の吉澤靖之先生は、1970年代後半に米国留学したときに、インフルエンザが流行するとチキンスープを勧められたそうです。

チキンスープについては論文があります。それによると、チキンスープ以外に、比較のために水、お湯を飲んだ人について、鼻粘膜の線毛の移動速度を調べたところ、チキンスープを飲んだときが一番活発になることがわかりました（Chest. 1978;74(4):408-10.）。

次に、チキンスープの中の何がどのように作用したのかについて検討した論文では、鶏むね肉に含まれるカルノシン、アンセリンなどが好中球の働きを高めてウイルスへの抵抗を強めるとしています（Curr Clin Pharmacol. 2014 May;9(2):93-115.）。

また、ネブラスカ大学ではチキンスープと白血球（好中球）の免疫に関して報告しています（Chest 2000;118:1150-7）。

チキンスープはユダヤ人の間では「ユダヤのペニシリン」と言われているそうです。鶏むね肉を使った温かい汁物であれば、和風の料理でもいいと思います。

第3章

絶対に休めない医師がやっている生活習慣

大公開！　絶対に休めない医師の24時間

体調を崩さないための〝基礎体力〟をつけよう

ここまで、かなりのページを割いて、風邪の予防法と、風邪をひいてしまったときにすぐやるべきことについて解説してきました。

風邪をできるだけ予防し、万が一ひいてしまった場合でも、被害を最小限にとどめるため、ひきはじめに手をうつ。これらをきちんと実行できたら、体調を崩して仕事ができないような状況は、ずっと減るでしょう。

ところで、風邪のウイルスがごく少量でも体に侵入すれば感染してしまうこともあれば、感染しないこともあります。その違いはなんでしょうか。

一度感染したことのある病原体に対しては、体の中に「抗体《こうたい》」ができ、その結果、再びその病原体が体内に侵入しても、免疫のシステムによって病原体が排除されます。ところが、体にとって未知の病原体であったにもかかわらず、感染せずに済んだり、あるいは感染しても軽い症状で済むこともあります。なぜでしょうか。

もちろん、さまざまな要素が複雑に絡みあっているので、一言では言い表せません。まだ解明されていないこともたくさんあります。ですが、あえてわかりやすい言い方をするならば、風邪ウイルスが体に入っても感染しなかったのは、**体の免疫力が高く、感染しづらい状態だったから**、である場合が多いといえるでしょう。

仕事が忙しくて睡眠不足になっていたり、食事でちゃんと栄養をとっていないようなとき、免疫力が低下して風邪などにかかりやすくなります。その結果、体調を崩してしまう経験は、多くの人にあると思います。

ですから、毎日の生活において、なるべく免疫力を下げないように、食事や睡眠などに気を配ることが何より大切です。

つまり、生活習慣を整えて、体調を崩さないための〝**基礎体力**〟をきちんとつけておくのです。

そうすれば、季節の変わり目に気温などが急激に変化して、風邪をひく人が続出するようなタイミングでも、無事に健康でいることも不可能ではありません。

食事、睡眠、運動…私が実際にやっていること

生活習慣といえば、食事、睡眠、運動など、いろいろあります。そこで、この章では、体調を崩さないための〝基礎体力〟をつけるために、私が日常的に行っていることを、朝起きてから夜寝るまでをたどりながら、紹介していきます。

もちろん、私が行っていることが唯一の正解ではありません。ただ、科学的根拠があって、私が効果を実感していて、実践しやすい方法に落とし込んでいるものばかりです。どれも特別なものはなく、時間やお金をかけずに、今日からすぐにできると思います。「自分にもできそうだ」と感じたら、まずやってみて、効果を感じられたら、続けてみてください。

それでは、ここから「**絶対に休めない医師の24時間**」をご紹介していきましょう。

朝、起きたら水を飲む、タオルを握る

AM7:00　起床　「手術着」で目覚める

私は長年、**手術着をパジャマ代わり**にしています。なぜなら手術着というのは、実はとても着心地がいいものだからです。

手術は長時間に及ぶこともありますし、どんなに簡単とされる手術であっても、とっさの判断の連続です。人の体にメスを入れる以上、ミスは絶対に許されず、かなりの緊張感を伴います。そのため手術着は、着ているときに体に負担がかからないようになっているのです。

とはいえ、みなさまに「どうか寝るときは手術着で！」とお勧めするわけにはいきません。とにかく、**寝返りを打ちやすいパジャマ**などで眠ることが重要です。寝返りというと、眠りが浅いときにするようなイメージがあるかもしれませんが、眠りが深い「ノンレム睡眠」のときも寝返りは起きます。

健康な成人は、一晩で20~30回は寝返りを打つといわれています。寝返りをせず、ずっと同じ姿勢で寝ていると、特定の個所の骨や筋肉に負担がかかり、血行が悪くなります。寝返りを打つことは、質の高い睡眠のために必要なことなのですから、できるだけ寝返りを妨げないような格好で寝ることが大切なのです。

起床は常に午前7時です。起床時間を固定することで、睡眠のリズムが整います。また、

どんなに忙しくても6時間は寝るようにしています。カリフォルニア大学の研究データによると、睡眠時間が6時間未満だと風邪をひくリスクが4・2倍となり、5時間を切ると4・5倍になってしまうそうです（Sleep. 2015 Sep 1;38(9):1353-9.）。

ベッドで「モーニング・ウォーター」を

午前7時に目が覚めて、私が真っ先にするのは、**水を飲むこと**です。人間の体は60％が水分といわれ、それが少しでも失われると喉の渇きを感じます。朝、起きたときに喉がカラカラになっていると感じることはありませんか？

睡眠中の体は、夏だけでなく冬でも汗をかいています。その他にも、体の中でさまざまな活動が行われており、それに水分が使われています。眠っているときに水分補給はできませんから、失われる一方です。かくして朝の体は、カラカラの水不足となっているのです。

目が覚めたときに**コップ1杯の水**を飲めば、夜間の水不足でドロドロになった血液を循環させ、脳卒中・心筋梗塞のリスクを減らすことができます。これは、夏であれば、睡眠中の脱水から熱中症にならないための対策でもあります。冬であれば、喉の乾燥を防ぎ、喉の「線毛運動」が活発になって異物が排出されやすくなり、風邪対策にもつながります。

タオルを握って血圧を下げる

そして、朝、起きたときにするもう1つの習慣が、**タオルを握って血圧を下げる**ことです。

片手でタオルを2分強く握り、1分休憩する。これを左右とも2回繰り返すのです。すると、血管を広げて柔らかくする一酸化窒素が発生し、そのおかげで血圧が下がると考えられています。もちろん、タオルではなく、枕や毛布でもかまいません。片手でぎゅっと握られればいいのです。

血圧が高いと、心筋梗塞、心不全、脳卒中、動脈硬化など、循環器系の病気につながります。血管や心臓に過度な負担がかかってしまうのです。高血圧というのは、いわば日本人の国民病。厚生労働省の調査によれば、中高年の日本人男性の50%、女性の40%が高血圧だと考えられています。

タオルを握って血圧を下げる

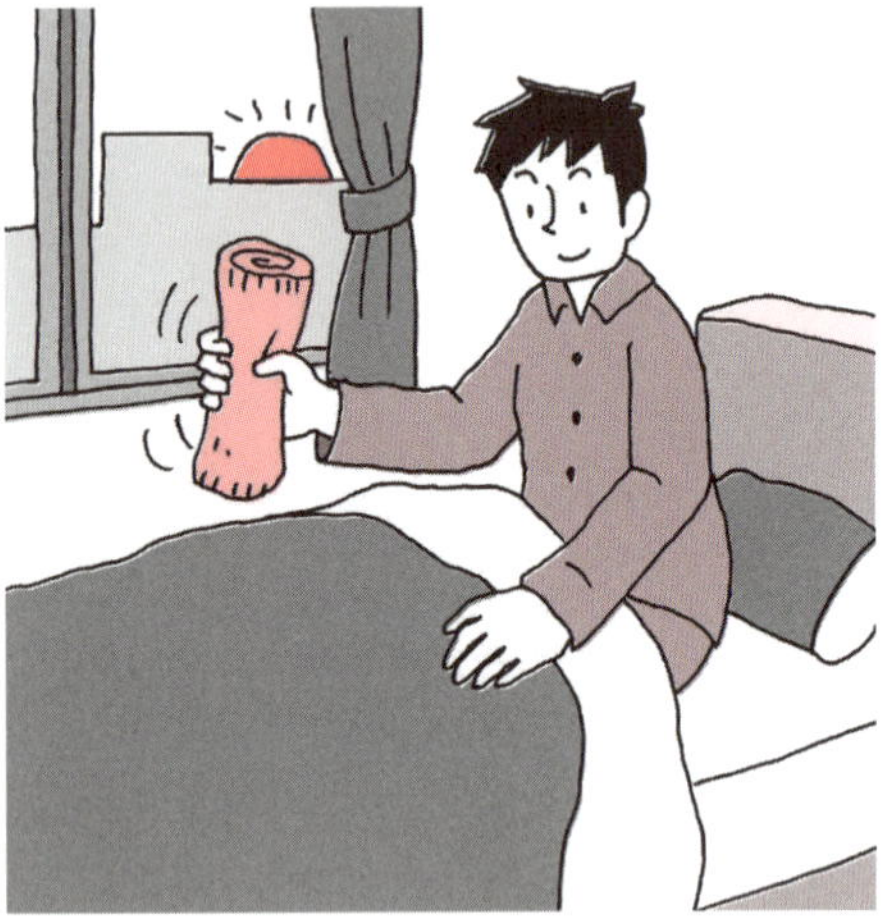

片手でタオルを2分強く握る → 1分休憩
左右とも2回繰り返す

血圧は、そもそも変動するものなので、健康な人は夜間に下がり、活動が始まる朝に高くなります。これは自然な変化なのですが、**朝であっても高くなり過ぎないようにコントロールする**ことで、病気のリスクを下げようというわけです。早朝に測定した家庭血圧（自宅で測定した血圧）の平均値で、上が135㎜Hg、下が85㎜Hg以上だと、早朝高血圧となり、注意が必要です。

タオルを握って血圧を下げるやり方は、「ハンドグリップ法」と呼ばれ、数分で済むので、目覚めの〝儀式〟としてお勧めです。

カーテンを開けて日光を浴びる

ベッドから起きたら、次はカーテンを開けて、**日光を浴びる**のを習慣としています。日光を浴びることで、体内時計がリセットされるのです。曇りや雨の日であっても太陽の光は届いていますから、必ずカーテンを開けましょう。

地球の自転は24時間周期ですが、人間の体内時計の周期は24時間より少し長く、放っておくとどんどんずれていってしまいます。朝、日光を浴びて**体内時計をリセットする**ことは、そのずれを修正するスイッチにもなるのです。

体内時計がリセットされると、自律神経のうち、体をリラックスさせる副交感神経から、体を活動的にする交感神経へと切り替わります。この切り替わりの調整に作用するのは、**セロトニン**、**メラトニン**という2つのホルモンです。

朝、日光を浴びると、脳内で活発にセロトニンが合成されます。そして、夜になって暗くなると、今度はセロトニンを材料としてメラトニンが作られます。メラトニンは良い睡眠に不可欠で、夜になると分泌量が増え、夜中に最大になります。

メラトニンは、朝日を浴びた15時間後に分泌が増えるようになっています。つまり、**夜に良い睡眠が取れるかどうかは、その日の朝に決まる**というわけです。

喉を鍛える体操を洗面所で

AM7:30 洗面所で舌だし体操

洗面所で顔を洗った後、私はしばしば鏡に向かいます。おもむろに舌を突き出し、「**舌だ**

し体操」をやるのです。

やり方はこうです。口を大きく開いて、舌を出したり引っ込めたりする動きを2~3回繰り返します。その後、舌先を「レロレロ」と左右に動かす動きをやはり2~3回繰り返すのです。

なぜこのような体操をするのかというと、舌を伸ばすと舌そのものの筋肉だけでなく、その奥にある、飲み込みに関わる筋肉群を鍛えることができるからです。

つまり、**ものを飲み込む喉の力を鍛える**のです。

喉を鍛えるのは、日本人の死因・第7位となっている**誤嚥性肺炎**《ごえんせいはいえん》を防ぐため。飲み込む力が衰えると、夜、寝ている間に口腔《こうくう》内細菌を含んだ唾液が気管に入ってしまい、誤嚥性肺炎を発症する恐れがあります。誤嚥性肺炎は、食事の誤嚥よりも、実は唾液の誤嚥のほうが問題なのです。

早口言葉も効果的

舌だし体操は所要時間もわずかですから、続けやすいでしょう。他には、**早口言葉**も有

舌だし体操で喉を鍛える

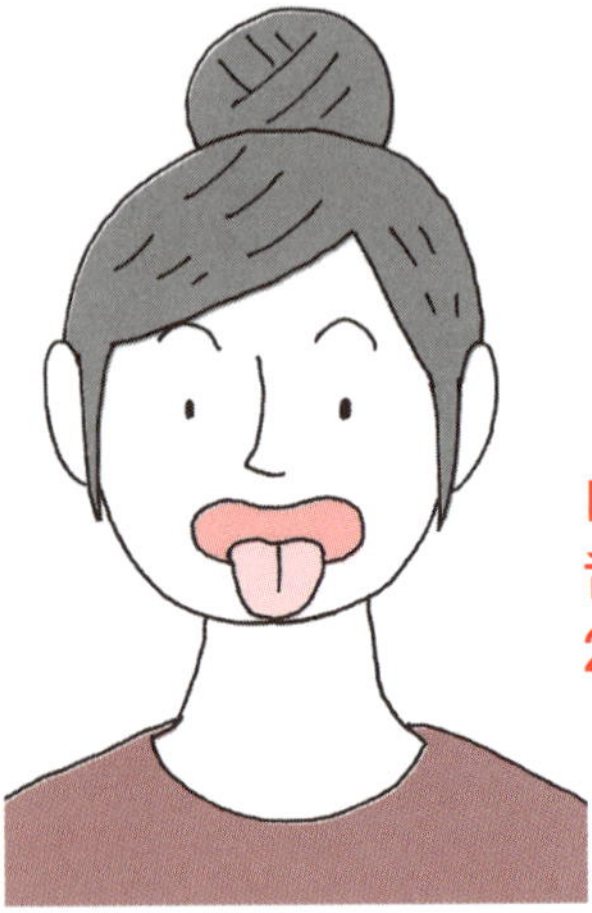

口を大きく開き、
舌を出したり引っ込めたり
2～3回繰り返す

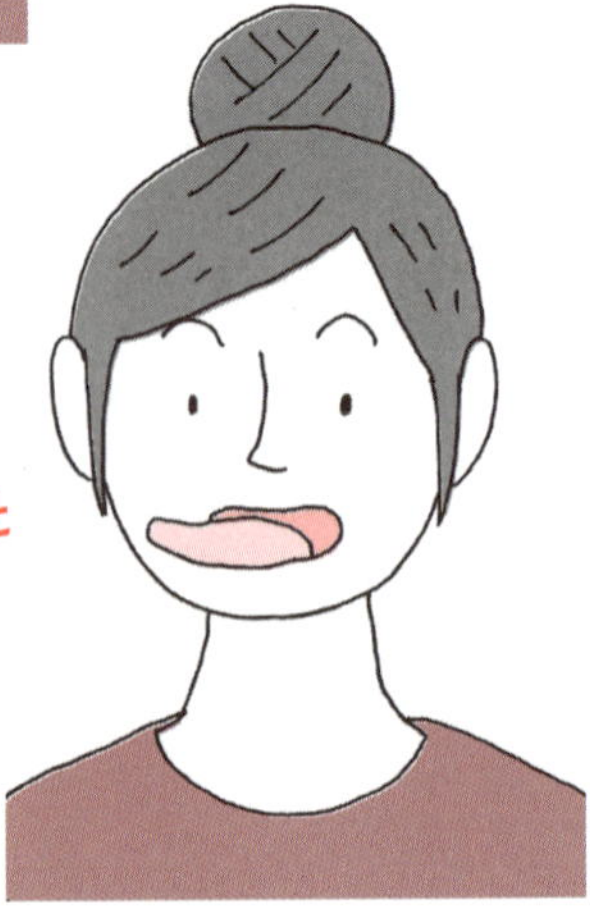

舌先を「レロレロ」と
左右に2～3回
繰り返し動かす

効です。早口言葉ならなんでもいいのですが、私がお勧めしたいのは、次に挙げるような、舌を噛《か》みそうになる言葉です。

「赤アロエ飴《あめ》、黄アロエ飴、青アロエ飴……」

「ジャズ歌手、シャンソン歌手、フォークソング歌手……」

「すっぱい酢、しょっぱい醤油《しょうゆ》、砂糖を加えて三杯酢《さんばいず》……」

喉年齢をチェックする「あー」テスト

喉を鍛えて誤嚥性肺炎の予防をする必要があるのは、お年寄りだけでは、と思うかもしれません。ですが、若くても〝喉年齢〟が高くなってしまっている場合、早いうちから鍛《きた》えておかなければ、将来の病気のリスクが心配です。

自分の喉年齢が問題ないかを確認するためには、**「あーテスト」**をやってみましょう。

3秒間息を吸い込んで、「あー」と声を出し続けます。普段話す程度の大きさの声で「あー」と言えば大丈夫です。**男性は15秒以上、女性は10秒以上**、声を出し続けられるなら問題はありません。

どんなに忙しくても朝食を必ずとる

AM8:00 朝食はヨーグルトにリンゴ、バナナを混ぜて

みなさまは、朝食はちゃんととっているでしょうか。中には、朝食は抜いている、あるいは、食べない日もある、という方もいるかもしれません。

私は、どんなに忙しくても、朝食はとるようにしています。たとえ少しだけでも食べたほうがいい理由があるからです。

朝食を抜くと死亡リスクが1・3倍に上がるという恐ろしいデータがあります。これは、鳥取大学の横山弥枝先生の研究で、朝食抜きはあらゆる生活習慣病に関係するうえに、がん、循環器疾患の死亡リスクにも影響を与えていたのです（Yonago Acta Med. 2016;59:55-60）。

米国心臓病学会でも「朝食をとらない人は毎日朝食をとる人に比べて、心臓・脳卒中で死亡するリスクが高まる」と報告されています。

こうした研究結果を踏まえ、私はどんなに忙しい日でも、朝食は欠かさないようにして

います。ただ、朝は時間がないのが常ですから、手軽に栄養が取れるように、**ヨーグルトにリンゴとバナナ、えごま油、ハチミツを混ぜたもの**が定番メニューです。

ヨーグルトは腸内環境を整えて、免疫バランスを上げる効果があり、また、ヨーグルトが大腸がんの予防に有効という研究もあります(Gut. 2019 Jun 17. pii: gutjnl-2019-318374.)。

リンゴは昔から「医者いらず」と言われており、含まれるポリフェノールによって肺の機能が若く保たれ、血管にもいい効果が期待できます（Thorax. 2017 Jun;72(6):500-509.)。リンゴは皮ごと入れています。

えごま油は「体にいい油」として注目されているもので、**オメガ3脂肪酸**を多く含んでいます。ハチミツは抗酸化作用があり、ビタミン、ミネラルが多く、咳止めの効果も期待できます（Arch Pediatr Adolesc Med. 2007 Dec;161(12):1140-6.)。

私は、朝に飲むコーヒーにもハチミツを入れています。コーヒーにハチミツを入れると、やはり咳に効くという研究もあります（Prim Care Respir J. 2013 Sep;22(3):325-30.)。

忙しくても朝食を必ず食べる

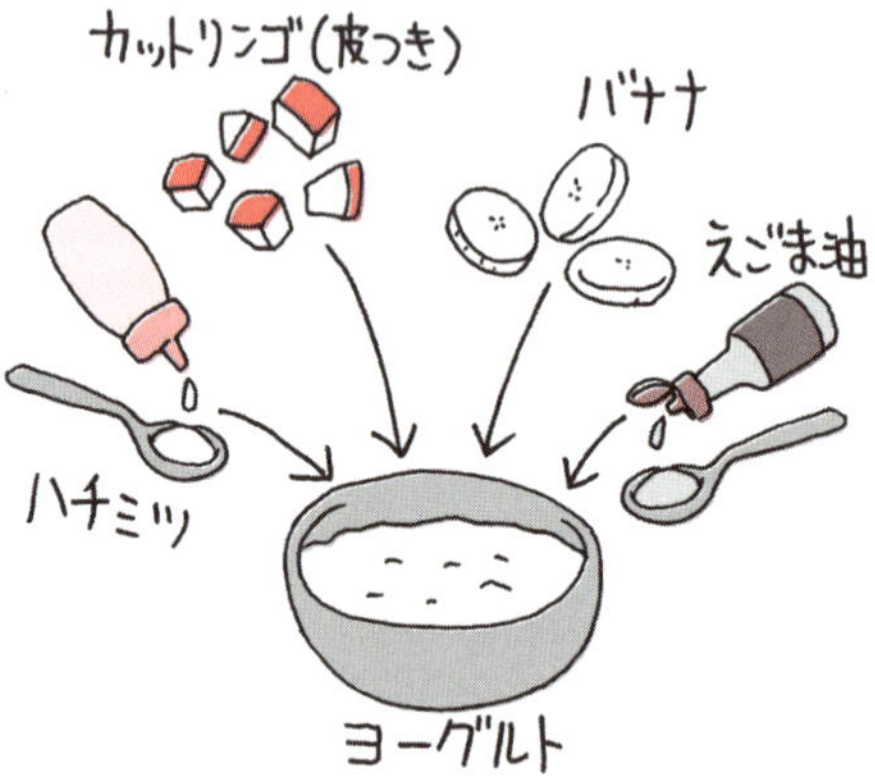

朝食を抜くと死亡リスクが1.3倍に！
時間がなくても手軽にいただけるよう、
ヨーグルト、リンゴ、バナナ、ブロッコリー
スプラウトのスムージーにすることも

ウイルスを避けるために「指先を使わない」

AM8:30 出勤中、なるべく病原体をもらわないよう注意

家を出てから職場に着くまで、最も注意していることは「余計な病原体をもらわない」ということです。

例えば、エレベーターのボタンを押すならば、指先を使わず、**指を曲げて第二関節で**押します。第二関節にウイルスがつくかもしれませんが、指先に比べれば、顔を触る確率はぐっと少なくなります。そのエレベーターのボタンも、みんなが触っている真ん中あたりはウイルスがたっぷり付着しているかもしれません。少しでも感染リスクを減らすためには、みんながあまり触れていない、**ボタンの端のほう**を押すようにしています。

ドアノブも同じです。指先で触れないよう、例えば**手のひら**などを使って触れます。肘《ひじ》を使ってもいいでしょう。

なるべく指先にウイルスをつけないことに加え、もし可能なら、「顔を触らない」という習慣を身につければさらにいいでしょう。顔を触ることで、風邪やインフルエンザの接

指先にウイルスをつけない工夫

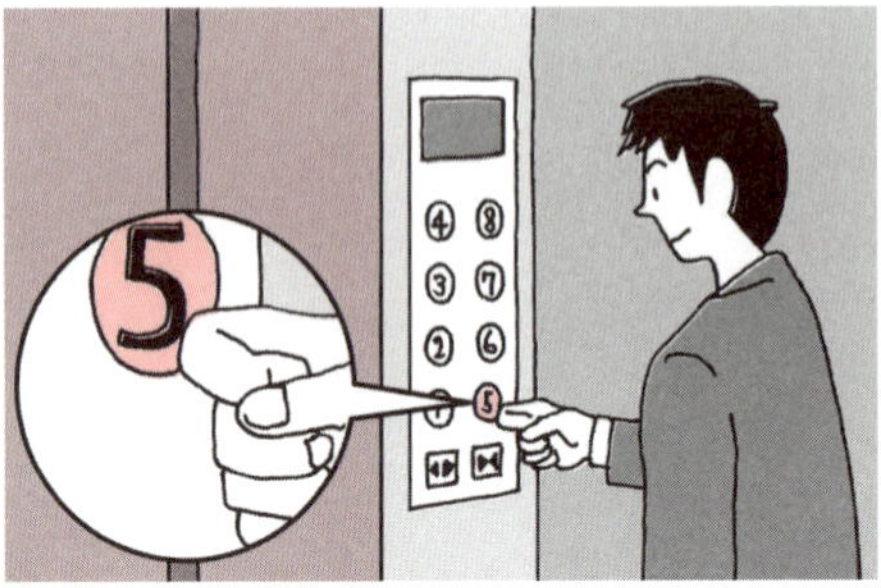

指先にウイルスをつけないよう、指を曲げて
第二関節でボタンの端のほうを押す

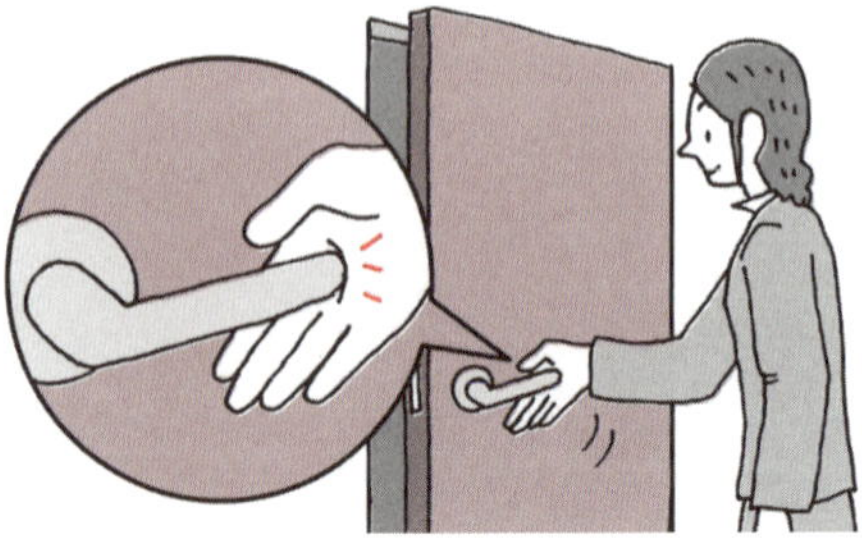

ドアノブを開けるときは、手のひらや肘を使って

触感染につながってしまうことがわかっています。手から顔を経由して感染症がうつるということを調べた研究もあります（Eur Respir J. 2018 Oct 10;52(4).pii:1800599.）。

また、混んだ電車に乗らなければならない場合は、風邪やインフルエンザが流行っているシーズンでなくとも、マスクを使うことをお勧めします。

私は、電車がそれほど混んでいなければ、なるべく人の少ない場所で立っていることにしています。人との間隔を1・5メートル以上あければ飛沫は飛んできませんし、席に座らずに立つことで軽い運動にもなります。また、新幹線では、飛沫が前方に向かって飛ぶことを考えると、後ろのほうの席がお勧めです。それに加え、窓際の席のほうが人との接触が減るので、私はなるべく車両最後尾の窓際の席に座っています。

仕事中は「座りすぎ」に注意

隙間時間に「立ったり座ったりスクワット」

診察中、私はほぼ座り続けることになります。それはビジネスパーソンでも同じでしょう。シドニー大学が世界20カ国を対象に、平日に座っている時間を調べたところ、なんと**日本人がトップ**でした。私たちは平均で1日におよそ400分、つまり7時間も座り続けているのです（Am J Prev Med. 2011;41(2)228-35）。

また、別の研究では、1日6時間以上座っている人は、3時間未満の人と比べて、早期死亡のリスクが19％高くなるそうです。死因別としては、がん、心疾患、糖尿病、腎疾患、慢性閉塞性肺疾患（COPD）、肺疾患、肝疾患などが挙げられています（Am J Epidemiol. 2018;187(10):2151-2158.）。

そのため、「長時間の座りすぎは喫煙と同じくらい体に悪い」とも言われているくらいです。

しかし、常にパソコンと向き合っているビジネスパーソンにとって、忙しければ忙しいほど座ったままになり、「座りっぱなしは宿命」とさえ言えます。私も、患者さんを診察し続けていると、ずっと座ったまま1日を終えることになってしまいます。

そこで私が工夫しているのは、**ふと気がついたときに、立ち上がったり座ったりを繰り返す**こと。患者さんに、「お大事にしてください」と声をかけて、診察室を出られたら、次の患者さんが入って来るまでのわずかな時間を利用して、立ち上がったり座ったりする

仕事中にこまめに立ち上がる

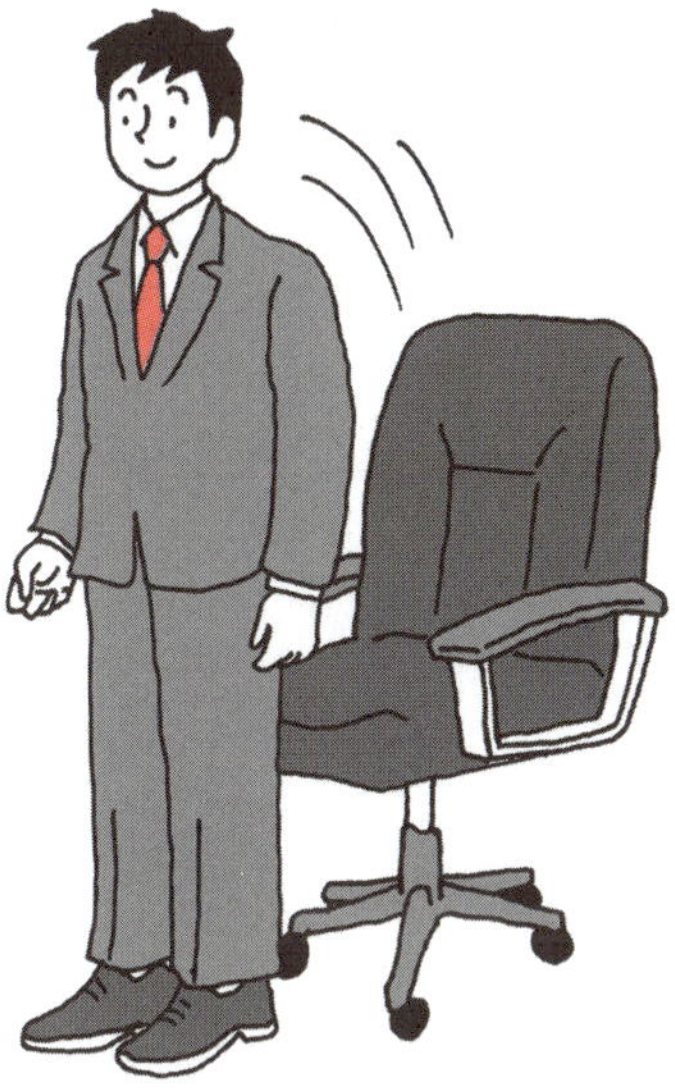

座りっぱなしは体に悪いので、
こまめに立ったり座ったりを繰り返す

のです。この要領で、トイレに行く前後や、電話中などにも同様に行います。

こんなふうに、こまめに「立ち上がって座る」を繰り返していると、1日100回はできると思います。これだけやれば、塵《ちり》も積《つ》もれば何とやらで、スクワット数十回分の運動量にもなるでしょう。

休憩時間に昼寝・散歩を欠かさない

PM0:00 ランチは「高たんぱく・低脂肪」

午前中の診察が終わると、クリニックでランチをとります。昼食のために時間をかけられないので、サンドイッチで済ませることが多いです。ただ、そのサンドイッチも、栄養価を考えて、**高たんぱく・低脂肪**のチキンをはさみ、野菜もたっぷり入れます。

ランチというと、ラーメンやカレーなど、糖質と脂肪が多いものを食べる方もいるかもしれません。ですが、体調を崩さない体を作るためには、重視すべきなのはたんぱく質です。

ご存じのように、たんぱく質は筋肉の材料になります。歳をとると筋肉が衰えてきますから、意識してたんぱく質をとらなければなりません。また、歳をとると骨も衰えてきますが、骨の材料はカルシウムだけでなく、たんぱく質も必要です。

「たんぱく質といえば肉だから、夜に肉をたくさん食べればいいのでは」と思うかもしれませんが、実は、**三食いずれもバランスよくたんぱく質をとらなければならない**のです。

私は、朝はヨーグルトなどからたんぱく質を摂取しています。

15分の昼寝は欠かさない

ランチを手早く済ませたら、**15〜20分、昼寝をします**。これだけで、1日の平均血圧が下がり、脳卒中、心臓病リスクを下げることができます。これはギリシャの心臓専門医が2019年に米国心臓病学会で発表した研究結果です。

また、少し寝不足だなと感じているときでも、昼寝をすることで頭がスッキリして、午後の診察にのぞめるのです（Sleep. 2003;26(2):117-26.）。

昼寝は、私は診察室の椅子を2つくっつけてその上で寝ています。少し不自然な態勢か

15分程度の昼寝は欠かさない

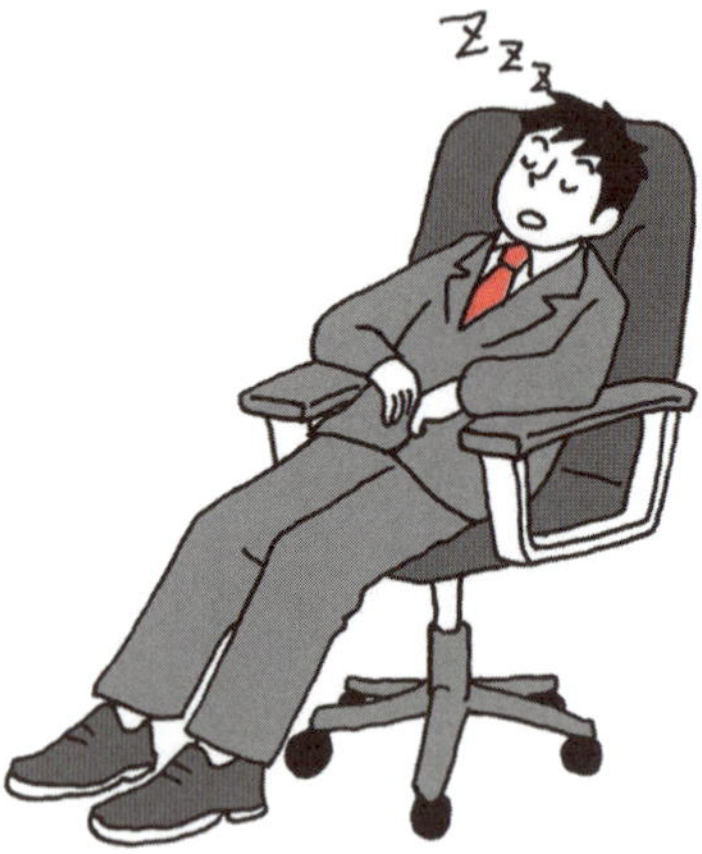

短い昼寝で頭がスッキリして、血圧も下がる

と思うかもしれませんが、もう慣れてしまったので、熟睡してスタッフに声をかけられても目が覚めないことがしばしば。リラックスできれば、どんな態勢でもいいと思います。

昼寝を15〜20分で切り上げるのもポイントです。これ以上、長く寝てしまうと、逆に疲れてしまいます。

10分でもいいので散歩に出る

昼寝を終えたら、**10〜15分、散歩に出かけます**。特に何をするわけでもなく、ただぶらぶら歩くだけで、健康効果が得られるのです。

散歩で得られる効用としては、日光を浴びられること。日光を浴びると、体内で**ビタミンD**が生成され、骨粗鬆症の予防になります。骨の材料は主にカルシウムですが、その吸着にはビタミンDが必要となるのです。また、日光によるビタミンDの生成は、風邪や呼吸器感染症（BMJ. 2017 Feb 15;356:i6583.）、肺炎、インフルエンザ（Am J Clin Nutr. 2010 May;91(5):1255-60.）などの予防だけでなく、がんの死亡率の低下にもつながります（BMJ. 2019 ;366:l4673.）。

10分でいいので散歩に出る

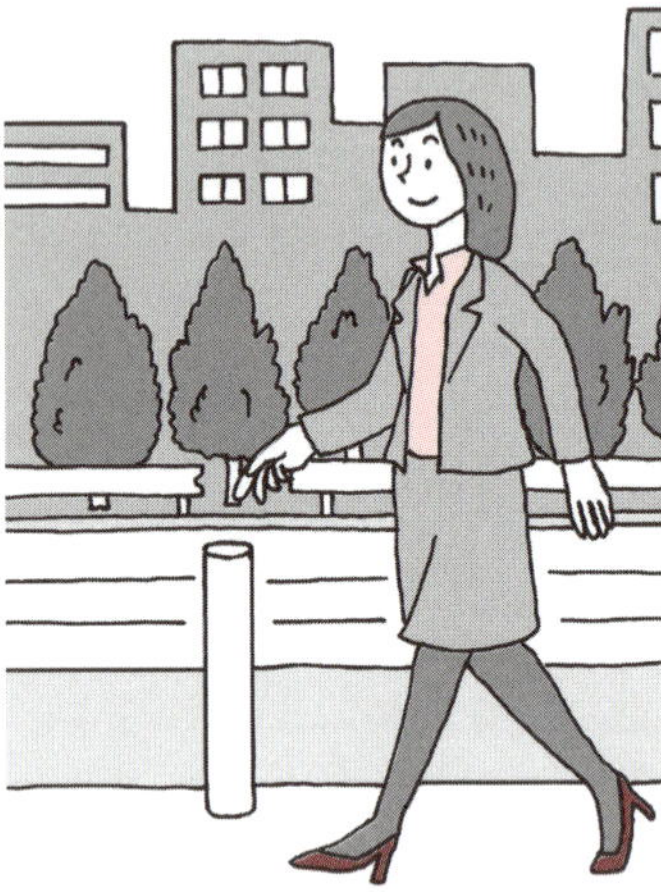

日光を浴びるとビタミンDが生成され、
風邪やインフルエンザの予防になる

曇り空でも紫外線が出ていますので、十分な効果が得られます。オフィスの中の日当たりがあまり良くないという人は特に、毎日外に出たほうがいいでしょう。

美容の観点から「日焼けは嫌だな」と思う女性なら、**手のひらに日光を当てる**だけでも効果があります。

また、散歩の他の効用としては、リラックスできることや、歩くことで体がほぐれることなどが挙げられます。

ちなみに、ビタミンDは食事からも摂取できます。青魚などの魚介類や、キノコ類に多く含まれるので、食事ではこれらを意識して食べるようにしています。

忙しいときは血圧上昇対策としてココア

午後の診察で忙しくなったら…

午後の診察も、午前と基本的に変わりませんが、18時頃から仕事帰りの患者さんが増え、混んできてしまいます。

外来が混んでくると、顔には出しませんが、人知れずプレッシャーを受け、ストレスが高まります。患者さんを１人ひとり丁寧に診察したいものの、時間をかけているとその分、お待たせをしてしまいます。かといって、焦って判断を誤ると、患者さんの命に関わることにつながってしまうかもしれません。

テキパキとしつつも、丁寧に診察する。これは、想像以上にストレスになるのです。仕事をするうえで何らかのストレスを受けている方はたくさんいるでしょう。ストレスは、血圧を上昇させます。ですから私は、混んできたときには、24時間血圧測定の器械を装着して、診察中にも血圧をチェックすることがあります（N Engl J Med. 2018 Apr 19;378(16):1509-1520.）。高血圧を予防するためには、自分の血圧を目に見える形で表示し、把握しておくことがまず大切なのです。

血圧の測定というと、健康診断のときだけしかやらないという方も多いでしょう。血圧が高めで心配な方は、毎日、ご自宅で血圧を測定することをお勧めします。さらには、可能であれば、１日を通して24時間血圧を測定することで、何が自分にとってストレスになっているのか、血圧を上げている原因は何かを把握することができます。

ココアを飲んで血圧を下げる

私の場合、18時頃に患者さんが増えてきたあたりで血圧が上がることがわかってきたので、このタイミングで**ココア**を飲んでいます。ココアに含まれるポリフェノールには血管拡張の作用があり、血圧降下が期待できるのです（JAMA. 2007 Jul 4;298(1):49-60.）。

血圧が気になるという方は、ぜひ、忙しくなってきたタイミングでココアや高カカオのチョコレートをいただく習慣を検討してみてください。

手洗い、うがいでウイルスを流す

PM8:30　帰宅し、手洗いと一緒に洗顔

診察を終えて帰宅したら、玄関前で**手指のアルコール消毒**を行います。気をつけていてもウイルスなどの病原体が手につきますので、それを家の中に持ち込まないようにすることは、家族の体調のためにも必要なことです。

続いて、洗面所で手を洗います。第1章の46ページで紹介したように、指先、指の間、そして手首まで、入念に洗いましょう。手を洗い終わったら、ペーパータオルで拭きます。私は手だけでなく、顔も洗うようにしています。顔は常に露出していますし、マスクをしていても覆われているのは下半分だけ。顔も一緒に洗えば、病原体を洗い流せます。女性はお化粧をしていて洗顔できないかもしれませんが、男性であれば帰宅したタイミングで顔も一緒に洗ってしまいましょう。

私はご覧のようにスキンヘッドにしているので、さらに頭も一緒にザブザブと水洗いしてしまいます。

うがいは2種類

風邪の予防としては、うがいが欠かせません。ただ、喉についたウイルスを吐き出すために、「**ブクブク**」とうがいをする前に、口をゆすぐ「**クチュクチュ**」うがいをする必要があります。つまり、2種類のうがいをやるのです。

クチュクチュうがいは、口の中にあるウイルスや細菌などを吐き出すためのものです。

まず先にクチュクチュうがいをするのは、そうした病原体を喉のほうにもっていかないという配慮なのです。

野菜、海藻の食べ方にもひと工夫

PM8:40　夕食では、トマトを加熱して食べる

夕食で意識してとっているのは、たんぱく質、野菜、海藻です。

たんぱく質の重要性は、先ほど昼食のときにお話しした通り。野菜は、食物繊維、ビタミン、ミネラルが豊富なので、いろいろな種類を食べます。特に工夫しているのは、**トマトを加熱して食べている**ことです。

トマトに含まれる赤い色素**リコピン**は、抗酸化作用があり、血管と血液の酸化を食い止めてくれます。リコピンの抗酸化作用は、ビタミンEの100倍以上と言われています。

トマトは生で冷やしてサラダにして食べてもおいしいのですが、**加熱するとリコピンの吸収率が上がる**のです。しかも、油と一緒だとさらに吸収率が高まります。

我が家の食卓には**海藻類**が多く並びますが、それは妻が「なんとかして夫の髪をフサフサにしたい」という願いを込めているからではありません。海藻を食べると髪がフサフサになる、というのはイメージから来るもので、科学的根拠はないのです。

食べる順番として、「**ベジタブルファースト**」を心がけている方もいるでしょう。これは、食物繊維が多い野菜を先に食べることで、糖質が吸収されるスピードを緩やかにし、血糖値の急上昇を避けようというもの。糖尿病の予防だけでなく、肥満対策にもなります(Diabetologia. 2016 Mar;59(3):453-61.)。野菜などを先に食べ、糖質は最後に食べることに効果があるので、日本の懐石料理などのコース料理は、理にかなっているといえます。

海藻も野菜と同じく食物繊維が豊富ですから、ベジタブルファーストならぬ「**シーベジタブルファースト**」として、最初に海藻を食べるようにしています。海藻は非常にローカロリーなので、体重が気になる人にもお勧めです。

海藻を使った料理としては、味噌汁や酢の物が代表的ですが、わが家では卵焼きにアオサを入れて、たんぱく質もとれるようなメニューにもしています。

歯磨きはなんと1日4~5回!

食事が終わってから寝るまでの間には、もちろん歯を磨きます。

ここまで言及していませんでしたが、実は私は、1日に4〜5回も歯を磨いています。というのも、歯磨きやフロスによる口腔ケアは、風邪・インフルエンザの予防に役立つ（Int J Dent Hyg. 2007 May;5(2):69-74.）だけでなく、糖尿病や脂質異常症の対策にもなるという研究があるのです。これは、聖路加国際病院で2004年から2010年にかけて行った調査の結果です（BMJ Open. 2016 Jan 14;6(1):e009870.）。

口の中を清潔に保つことは、体調不良にならない体を作るために重要なこと。ぜひ、まめに歯磨きをしましょう。

お風呂は寝る1〜2時間前に済ませる

PM10:30 入浴してリラックス

入浴は、体を清潔にし、心身をリラックスさせる効果があります。**快眠のためには、寝る1〜2時間前には入浴を済ませておく**ことが大切です。

実は、スムーズに入眠して質の高い睡眠をとるためには、体温の変動が重要なのです。私たちが一般に「体温」と認識しているのは、皮膚体温（手足の温度）なのですが、入眠のためにカギとなるのは、体の中心部の温度である「**深部体温**」です。いずれの体温も、体が活動している日中は高くなりますが、睡眠中は低くなります。特に深部体温は、睡眠中はぐっと下がり、オフモードになることで、脳を含めた全身の臓器が休憩できるのです。お風呂に入ると、深部体温は上昇しますが、入浴後、やがて手足から熱が放出されていき、深部体温は急激に下がります。深部体温が下がったタイミングで入眠すると、すんなりと質の良い睡眠をとることができます。

入浴で上昇した深部体温が下がるまでに1～2時間ほどかかるので、それまでに入浴を済ませておく必要があるというわけです。もし、寝る直前にお風呂に入ると、布団に入った時点でまだ深部体温が高いままなので、なかなか眠れなくなってしまうのです。

寝る前にスマホを見ない

寝る30分くらいになったら、**スマートフォンもテレビもパソコンの画面も見ないように**

寝る30分前はスマートフォンを見ない

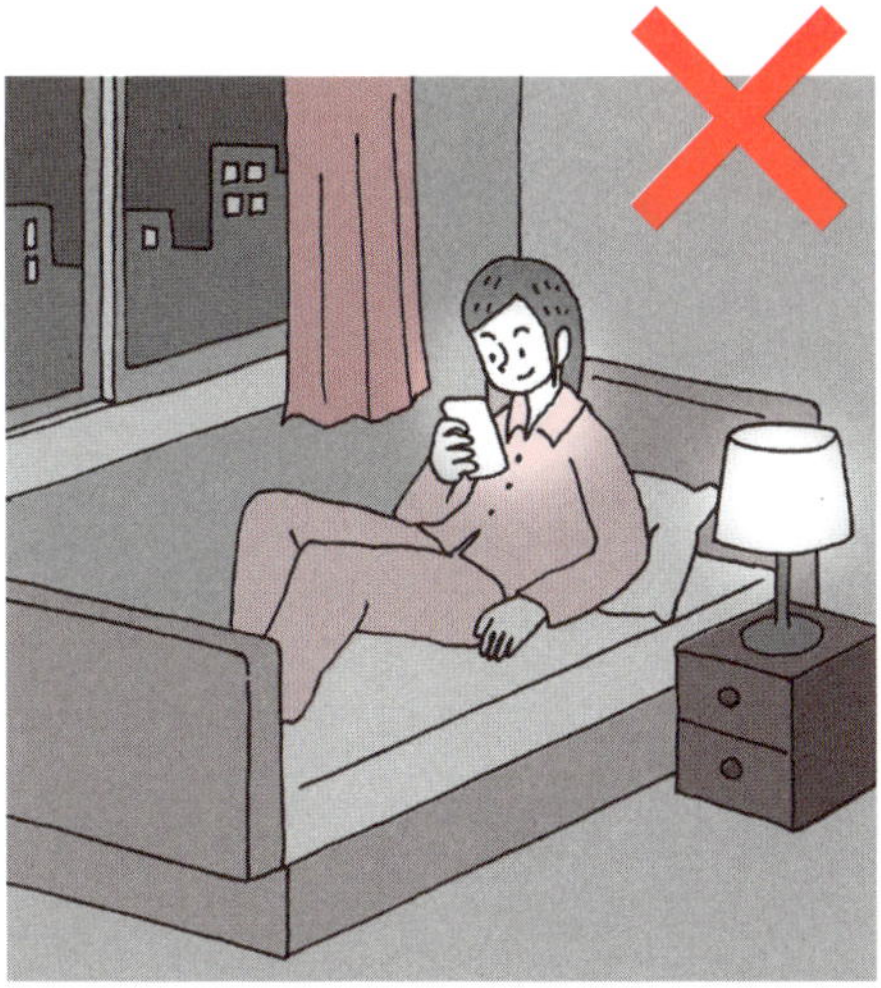

スマートフォンやパソコン、テレビの画面から
出ているブルーライトで目が覚醒してしまう

しています。これも、質の良い睡眠のために大切なことです（J Clin Endocrinol Metab. 2016 Sep;101(9):3539-47.）（J Affect Disord. 2013 Oct;151(1):331-6.）。

スマートフォンの画面から出るブルーライトは、脳を覚醒させてしまう効果があり、寝つきが悪くなってしまいます。テレビやパソコンの画面も同様です。また、テレビや、SNSから得られる情報も、脳を興奮させてしまうので注意が必要です。

そこで私は、寝る前の30分は、紙の本を読んだり、紙に印刷した論文を読んだりすることにしています。

もちろん、風呂上がりのパジャマは手術着です。

風呂上がりに手術着を着て、小難しい論文を読んでいる私は、家族に言わせると、「どう見てもリラックスしているようには見えない」そうですが、本人としては、このうえなくゆったりと、眠る前のひとときを過ごしているのです。

ちなみに、平日に睡眠不足だと、週末にたっぷり眠って〝**寝だめ**〟しようとする方もいますが、これは健康のためにあまり良くありません。私は、平日と休日で、眠りにつく時間と朝起きる時間をあまり変えないようにしています。

睡眠のパターンに平日と休日で極端に差があると、代謝に影響を及ぼし、肥満や糖尿病、心血管疾患のリスクが生じるという研究があります（J Clin Endocrinol Metab. 2015 Dec;100(12):4612-20.）。

やはり、そもそも寝だめはできないと考えて、多少の睡眠不足は、昼寝で調節したほうがいいでしょう。睡眠については、第5章で改めて解説します。

男性のほうが症状を大げさに伝える？

さまざまな患者さんを診察していて実感するのは、痛みやつらさの感じ方には個人差があるということです。高熱があっても、あまりつらそうに見えない方もいれば、本当にしんどそうな方もいらっしゃいます。

一般的に、女性のほうが男性よりも痛みに強いというイメージがあります。「女性は出産の痛みに耐えられるように我慢強くできている」ともいわれています。実際はどうなのでしょうか？

実は、医学の世界では、風邪やインフルエンザになったときに、女性よりも男性のほうが、症状をより大げさに伝える、と考えられています。そのことを表す「man flu（マン・フル）」という言葉があり、辞書にも載っているくらいです。

ところが、男性は症状を大げさに伝えているのではなく、風邪やインフルエンザなどの症状が重症化しやすいということが研究でわかってきました（BMJ 2017 Dec 11;359:j5560）。

例えば、インフルエンザワクチンを打ったとき、男性ホルモンのテストステロンの影響が大きい男性は、女性よりも抗体ができにくいそうです（Proc Natl Acad Sci U S A. 2014 Jan 14;111(2):869-74.）。また、多くの急性呼吸器疾患では、男性のほうが合併症の影響を受けやすく、死亡率が高いことがわかっています。

こうした研究を見ると、男性は特に大騒ぎをしているわけではなく、もともと風邪・インフルエンザに弱くできていると言えるでしょう。

第4章

体調不良にならない体を作る食事術

忙しい人ほど「食事」を疎かにできない

コンビニで手軽に済ませていると…

みなさまが体調を崩すのは、どんなときでしょうか？　仕事が忙しく、睡眠時間を削りながら仕事をしていて、忙しさのピークが過ぎたとき、ホッとして気が緩んだタイミングで風邪をひき、会社を休んでしまった……。こういった経験は、多くの方にあると思います。

「やはり、睡眠時間を削るのは良くない。ちゃんと寝ないと」

そう実感する方は多いでしょう。実際、すでにお話ししたように、睡眠が不足すると免疫力が低下し、風邪をひきやすい状態になってしまいます。疲労回復に最も役立つのは睡眠であり、仕事が忙しくても睡眠時間を確保することが大切であるということは、「絶対に休めない医師」である私としても、繰り返し力説したいところです。

しかし、多くの方が見落としている要素があります。それは「**食事**」です。

忙しくなるとつい、コンビニで買ったおにぎりやパンだけで済ませてしまう。朝は時間がないから食べない……。その一方で、「仕事がひと段落したら、焼肉に行こう！」といって、時間があるときは暴飲暴食してしまう。

そんな食生活を送っていたら、いつまでたっても、「**体調不良にならない体**」を作ることはできません。

持病がある方や高齢者は、免疫力が落ちていて、ちょっと疲れただけで体調を崩したり、風邪・インフルエンザにかかりやすくなります。食事をおろそかにする人も、同じように、体調不良に陥りやすくなってしまうのです。

コンビニのおにぎりやパンだけで済ましがちな人は、**カロリーは足りていても、体に必要な栄養が不足**していて、免疫力が十分ではないことが多いといえます。

体に必要な栄養素とは？

食事で得る栄養には、大まかに、次の3つの役割があります。

①体を作る
②エネルギーを作る
③体の調子を整える

「体を作る」というと、成長期が終わった大人にも必要なのか、と感じるかもしれません。「ぶくぶく脂肪がついたら困るのであまり食べたくない」という人がいたら、それは大きな誤解です。

私たちの体の細胞は日々、新しく作り変えられています。髪の毛や爪が伸びるのは、た**んぱく質**を材料として新しいものが作られているから。また、年を取ると筋肉が衰えていきますが、たんぱく質が不足すると筋肉が衰えるスピードがさらに速くなってしまいます。骨も加齢によって減っていくので、材料となる**カルシウム**などをきちんととらなければなりません。さらに、細胞膜やホルモンは、**脂質**によって作られます。

体の活動に不可欠なエネルギーを生むためには、**糖質**や脂質が使われています。ダイエットのために糖質を減らそうとする人もいますが、その結果、体重が減ったとしても、それは筋肉の量が減ったからかもしれません。糖質が不足すると、脳や内臓などで必要なエネルギーを確保するために、筋肉が分解されてエネルギーとして使われることが増えるからです。

このように、体にとって必要な、たんぱく質、糖質、脂質の3つを、「**三大栄養素**」と呼んでいます。

そして、他に体にとって必要な栄養といえば、三大栄養素や体の器官が正常に働くために手助けし、体の調子を整えてくれるのが、**ビタミン類**や**ミネラル類**。さらに、腸内環境の改善に大きな役割を果たしているのが、**食物繊維**です。これら3つを、先ほどの三大栄養素と合わせて、「**六大栄養素**」ともいいます。

体調不良になりにくい、免疫力が高い体を作るためには、何より六大栄養素をバランス良くとる食事をする必要があります。

しかも、なるべくさまざまな食材から栄養をとることが大切です。「体にいい」と言われているからといって、特定の食材ばかり食べていると、いつの間にか必要な栄養素が不足している事態に陥ってしまいます。

朝、昼、晩、3食のバランスにも注意したほうがいいでしょう。すでにお話ししたように、1日に必要なたんぱく質はなるべく3食に分けて食べたほうが効果的です。例えば、夜にたくさん肉を食べても、体にはすべてのたんぱく質が吸収できるわけではありません。

バランスのとれた食事にプラス！

六大栄養素をバランス良くとる食事というと、何やら難しいもののように感じるかもしれません。とはいえ、管理栄養士の方の力を借りなければメニューを考えられないわけではありません。

例えば、ごく普通の**伝統的な和食**であれば、必要な栄養がとれます。ご飯と、汁物と、魚や肉などの主菜、そして野菜を使った副菜、といった食事です。ただし、和食は塩分が多いといわれているので、血圧が気になる方は、塩分を意識して減らすといいでしょう。

こうした、バランスのとれた食事をベースにしながら、そのうえで、私なりに工夫していることがあります。体にいい食材や、食べ方、飲み方、調理法などについて、新しい研究が発表されたら、実際に試してみて、効果を実感できたら、日々の食事に定着させているのです。

ここでは、そんなふうに私がやっている食事の工夫を紹介していきましょう。

本当に医者いらず？　1日1個のリンゴ

リンゴ農家の肺年齢を測定して驚いた

まずご紹介するのは、私も毎日食べている「**リンゴ**」です。

私がリンゴの力について思い知ったのは、あるテレビ番組の企画で青森のリンゴ農家を訪れたときです。

1日1個はリンゴを食べているというリンゴ農家の方々の「肺年齢」を測定して驚きました。ある67歳の方の肺年齢は〝46歳〟、44歳の方の肺年齢は〝18歳未満〟という結果になり、平均すると肺年齢が「実際の年齢のマイナス15歳」だったのです。

私は呼吸器内科が専門なので、この結果には衝撃を受けました。肺年齢は、深く息を吸って一気に吐き出したときに、最初の1秒間で吐き出した空気の量（1秒量）から導き出します。呼吸機能が若いということは、さまざまな病気に対してそれだけ強いということです。

肺年齢と深く関わっている病気としては、**慢性閉塞性肺疾患《まんせいへいそくせいはいしっかん》（COPD）**があります。

これは、喫煙が原因でかかることが多く、「肺の生活習慣病」ともいわれており、現在、日本人男性の死因の第8位です。COPDの検査では、先ほどの肺機能の検査でわかった1秒量が、肺活量の何割に当たるかを調べます。

ヨーロッパでも、リンゴを頻繁に食べる人ほど、肺年齢が若く、COPDのリスクが低いという大規模な調査結果があります（Eur Respir J 2017;50:1602286.）。また、リンゴに含まれる何がいいのかというと、**皮に多く含まれるポリフェノール**ではないかと考えられています（Nutrition. 2013 Jan;29(1):235-43.）。そのため私は毎朝、皮つきのままリンゴを食べています。

また、リンゴは動脈硬化の予防にもつながるという研究もあります。リンゴに多く含まれるカリウムには、塩分を排出する働きがあり、高血圧対策としても期待できます。

これらの健康効果を考えると、リンゴはまさに「医者いらず」。医者の私が言うのもなんですが、一年中食べられますし、今後も積極的にとっていきたい果物です。

バナナで血液サラサラ、高血圧予防も

皮ごと食べられる国産バナナに驚き

バナナもカリウムが豊富です。日本食品標準成分表によると、バナナはみかんやリンゴの約3倍ものカリウムを含んでいます。カリウムは血液をサラサラにするので、脳卒中のリスクを下げるという大規模研究があります（J Am Heart Assoc. 2016 Oct 6;5(10). pii: e004210.）。また、カリウムは余分な塩分が体から排出されるのを助ける働きがあるので、血圧を下げる作用もあります。私は、リンゴと同様に、バナナも毎日食べています。

そんなバナナの健康効果を私が実感したのは、あるテレビ番組で、宮崎県の川南町の国産バナナ農家を訪ねたときです。日本で食べられているバナナは、ほとんどが輸入もので、国産バナナの出荷量は全体のわずか0・01％しかありません。ところが、そんな国産バナナの特徴は、皮が薄く、無農薬で育てられているので、**皮ごと食べられる**のです。しかも、バナナの皮には、抗酸化作用や抗炎症作用のあるポリフェノールがたっぷり含まれています。

川南町のバナナ農園の社長さんの血管年齢を測定して驚きました。実際の年齢は67歳でしたが、血管年齢はなんと〝32歳〟だったのです！　ご自宅を訪れてみると、バナナのジャムや揚げバナナなど、バナナを丸ごと食べているようでした。

食べ続けてこそ効果があるヨーグルト

腸内環境を整えて免疫力アップ！

ヨーグルトによって腸内環境が整うことはよく知られていますが、その結果として期待できるのは、便秘の解消ばかりではありません。腸内環境を整えることで、免疫力アップも期待できるのです。

腸内環境を整えてくれるのは、ヨーグルトに含まれている**乳酸菌**《にゅうさんきん》です。人間の腸の中には1000種類以上の腸内細菌があり、それが、数にすると100兆個も住んでいます。「善玉菌」「悪玉菌」という言葉を聞いたことがあるかと思いますが、実は、乳酸菌が善玉菌を増やし、悪玉菌を退治するから腸内環境が良くなる、という単純な話ではありません。

腸内にどのような細菌がどれだけすんでいるかは、人によってそれぞれ異なります。そのバランスは、ヨーグルトを食べればすぐ改善されるわけではありませんが、食べ続けることで、少しずつ整ってくるのです。

また、牛乳の発酵食品であるヨーグルトは、栄養価も豊富です。たんぱく質、脂質、糖質の三大栄養素がそろっているだけでなく、カルシウム、ビタミンA、B1、B2も含まれています。

消化吸収がよいことから、私は朝にヨーグルトを食べるようにしています。また、朝食では、ヨーグルトにバナナ、リンゴなどの果物、ブロッコリースプラウトなどの緑黄色野菜、えごま油、はちみつを入れて**スムージー**を作って飲むこともあります。ブロッコリースプラウトとは、ブロッコリーの新芽のことで、栄養価が高く、特にスルフォランという成分が喘息患者の気管支拡張作用があるという研究報告があります（Respir Res. 2015 Sep 15;16:106. doi: 10.1186/s12931-015-0253-z.）。

体に良い、えごま油をスプーン1さじ

オメガ3脂肪酸を効率よく

「油は健康に悪い」と思っている人がいるとしたら、その常識はアップデートしたほうが良さそうです。油とは、三大栄養素の1つ、脂質です。WHO（世界保健機関）は1日の栄養の15〜30％は脂質から取るべきだとしています。

脂質は、細胞膜やホルモンの原料にもなりますから、体にとって欠かせないものです。体の免疫力を高めるビタミンを吸収する際にも、脂質が必要になります。

脂質の成分は脂肪酸で、そのなかで「体に悪い油」として避けられているのは、飽和脂肪酸です。これは、動物の肉や乳製品に含まれている油で、取りすぎによって悪玉コレステロールや脂肪が増加し、生活習慣病につながる恐れがあります。

一方、「体に良い油」として最近注目されているのが、青魚や植物に含まれている不飽和脂肪酸です。不飽和脂肪酸は、3つのグループに分けられます。

①オメガ3脂肪酸（青魚、えごま油、亜麻仁油など）

②オメガ6脂肪酸（トウモロコシ、大豆、ゴマ油、サラダ油など）

③オメガ9脂肪酸（菜種油、米、アーモンド、オリーブオイルなど）

このうち、オメガ9脂肪酸は人間の体でも作り出すことができます。それに対し、オメガ3、6の脂肪酸は、食物からしか摂取できません。そのため必須脂肪酸とされています。私が毎日欠かさないのは、オメガ3脂肪酸の**えごま油**です。えごま油には、α－リノレン酸という脂肪酸が多く含まれています。

青魚に多く含まれ、頭の働きを良くしたり、動脈硬化を予防したりするとされるEPAやDHAも同じオメガ3脂肪酸のグループですが、魚を毎日食べるよりも、えごま油をスプーン1杯ペロリと舐めるだけのほうが、習慣として取り入れやすいでしょう。

えごま油に含まれるα－リノレン酸の一部は、体の中でEPAやDHAに変換されるので、青魚を食べているのと同じ効果が期待できます。α－リノレン酸は、熱を加えると壊れてしまうので、そのまま摂取するのがポイントです。劣化も早いので、えごま油は小瓶を購入して早めに使い切るようにしてください。

また、量が多すぎると逆効果となりますから、1日スプーン1杯程度で十分でしょう。

えごま油に私が注目したのも、テレビ番組の企画がきっかけでした。島根県のえごま農家の方の血管年齢を調べたところ、驚きの結果になりました。96歳の女性は血管年齢が〝49歳〟、73歳の女性は血管年齢〝25歳〟でした。

実際の年齢と血管年齢の差が数十歳ある方ばかりだったので、飛行機で運んだ測定機械が壊れたかと疑ったぐらいです。中には実際の年齢と血管年齢がほとんど変わらない70代の男性もいたのですが、えごま農家にもかかわらず「えごまが嫌いなので飲まない」とのことでした。

えごま油パワーを実感した私は、東京に戻った翌日から、朝食のヨーグルトにスプーン1杯のえごま油を混ぜて毎日いただいています。

脱水対策のためにも、たんぱく質をとる

筋肉は体の「貯水タンク」

三大栄養素の1つである、たんぱく質の重要性については、繰り返しお伝えしてきました。肉や魚だけでなく、乳製品や卵、大豆製品などの他、ご飯やパンなどの主食にもたんぱく質は含まれています。なるべく**さまざまな食品から摂取したほうがいい**ことは覚えておいてください。

たんぱく質が不足する状態が続くと、筋肉の量が減ってしまうことはすでに説明した通りです。筋肉が減ると、**ロコモティブシンドローム**（運動器症候群）といって、寝たきりにつながる恐れがあります。

寝たきりといっても「ずいぶん遠い将来のことじゃないか」と思う方もいるかもしれませんが、ロコモティブシンドロームからの寝たきりを予防するためには、40〜50代のうちからしっかりたんぱく質をとり、体を動かしておく必要があります。

また、最近は、若い女性が無理なダイエットを繰り返すことで、筋肉量が減ってしまい、その結果、さまざまな弊害が起きてしまっていることも問題になっています。例えば、脱水症や熱中症です。人間の体は60〜70％が水分だと言われていますが、最も多く水分を含んでいるのは筋肉なのです。筋肉は、およそ75％が水分で、いわば「貯水タンク」。高齢者は筋肉量が減っているので脱水を起こしやすいのですが、若い人でも筋肉量が少ないと脱水の危険が高まります。

日本でも、夏の暑さは年々ひどくなり、たくさんの人が熱中症で救急搬送されています。エアコンの効いた室内で仕事をしていることが多いビジネスパーソンでも、夏に営業の外回りをしていたときに具合が悪くなった、という経験がある人は多いでしょう。熱中症対策というと、「1日にコップ8杯の水を飲む」などと、水分摂取の話がされがちですが、体の「貯水タンク」である筋肉の量を確保しておくことも大切なのです。

そのため、脱水対策としても、たんぱく質をしっかりとり、なるべく筋肉を衰えさせないようにしましょう。

花粉症対策になる柑橘類じゃばら

原産地では「短期間で効果がある」と話題に

「**じゃばら**」という柑橘類をご存じでしょうか？　ゆずやかぼすの仲間で、和歌山県の北山村が原産です。

実はこの、じゃばらが、花粉症の症状に効果があると言われています。岐阜大学の調査によると、花粉症の症状がある男女15人に、じゃばら果汁5mLを朝、夕2回、2～4週間にわたって摂取してもらったところ、鼻水、くしゃみ、目のかゆみなど、花粉症の症状が改善したというのです。（臨床免疫・アレルギー科 第50巻第3号〔2008年9月〕）

私も、あるテレビ番組の企画で、花粉症に悩む男女4人に、じゃばらパウダーを毎食スプーン1杯、2週間にわたってとってもらったところ、アレルギーの数値である鼻腔一酸化窒素（NO）濃度が、ある方は67ppbから36ppbに、またある方は64ppbから31ppbに改善し、花粉症の症状も軽くなり、驚きました。

じゃばらの原産地である北山村の方によると、じゃばらは**短期間でも花粉症の症状が改善することがある**とのことでした。

花粉症は、風邪と同じく、仕事のパフォーマンスを下げるやっかいなもの。それなのに、花粉症のシーズンが終わると、「喉元過ぎればなんとやら」で、花粉症のつらさを忘れてしまいます。そのため、つい対策が後手になりがちです。

現在は、シーズンが始まる前から薬を飲み始め、症状を和らげるという対策が一般的ですが、じゃばらを試してみるというのも1つの方法かもしれません。

糖分の多い清涼飲料は体に悪い

大規模調査からも甘い飲料のデメリットが示唆

食べ物が体調管理において大切であることは多くの人が知っていることでしょう。その一方で、同様に重要であるのにあまり気にかけている人がいないのが、飲み物です。

液体である飲み物は吸収率が良く、それがメリットにもデメリットにもなります。例えば、脱水症状のあるときは、経口《けいこう》補《ほ》水液《すいえき》を飲むと、水分と電解質《でんかいしつ》（ナトリウムなどの塩分）を一気に吸収できます。これは明らかにメリットです。風邪で食欲がないときは、汁物やスープなどを口にすれば栄養の吸収も良いでしょう。

ところが、糖分が多い清涼飲料水となるとデメリットがあります。甘味料の多くは、ブドウ糖（グルコース）であり、小腸から吸収されて血液中に入り、血糖値を上げます。液体であれば急激に吸収されますから、血管にダメージを与える「**血糖値の急上昇**」を引き起こしてしまうのです。欧州10カ国、45万人を対象とした大規模調査研究では、1日に2杯、清涼飲料を飲む人は、死亡率が上がるという結果になっていました。この清涼飲料とは、砂糖で味付けされたものの他、人工甘味料を使用したものも含まれていました(JAMA Intern Med. September 3, 2019.)。

私も、米国留学中は、毎日のように清涼飲料を飲んでいましたが、現在はほとんど口にしなくなっています（好きなのですが……）。

コーヒーは1日3杯！

ポリフェノールとカフェインに健康効果

コーヒーの健康効果については多くの研究があります。

2015年に国立がん研究センター予防研究グループが発表した報告によれば、日本における大規模コホート調査で、コーヒーを1日3～4杯飲む人の死亡リスクは、全く飲まない人に比べ24％低いことがわかったそうです（Am J Clin Nutr 2015;101:1029-37）。心疾患、脳血管疾患、呼吸器疾患などによる死亡リスクも、同様に有意に下がっています。

コーヒーには、**ポリフェノール**がたっぷりと含まれています。赤ワイン100gあたりのポリフェノール含有量は230㎎ですが、コーヒーは200㎎と引けを取りません。

ポリフェノールは、そもそも植物の苦み渋みや色素に含まれているものです。赤ワイン、りんごの皮、トマトなどはその色素がポリフェノールですし、加工前のコーヒーの実も、濃い赤色をしています。コーヒーの苦み成分もポリフェノールです。

コーヒーのポリフェノールはクロロゲン酸です。他のポリフェノール同様、活性酸素か

コーヒー摂取と死亡リスク

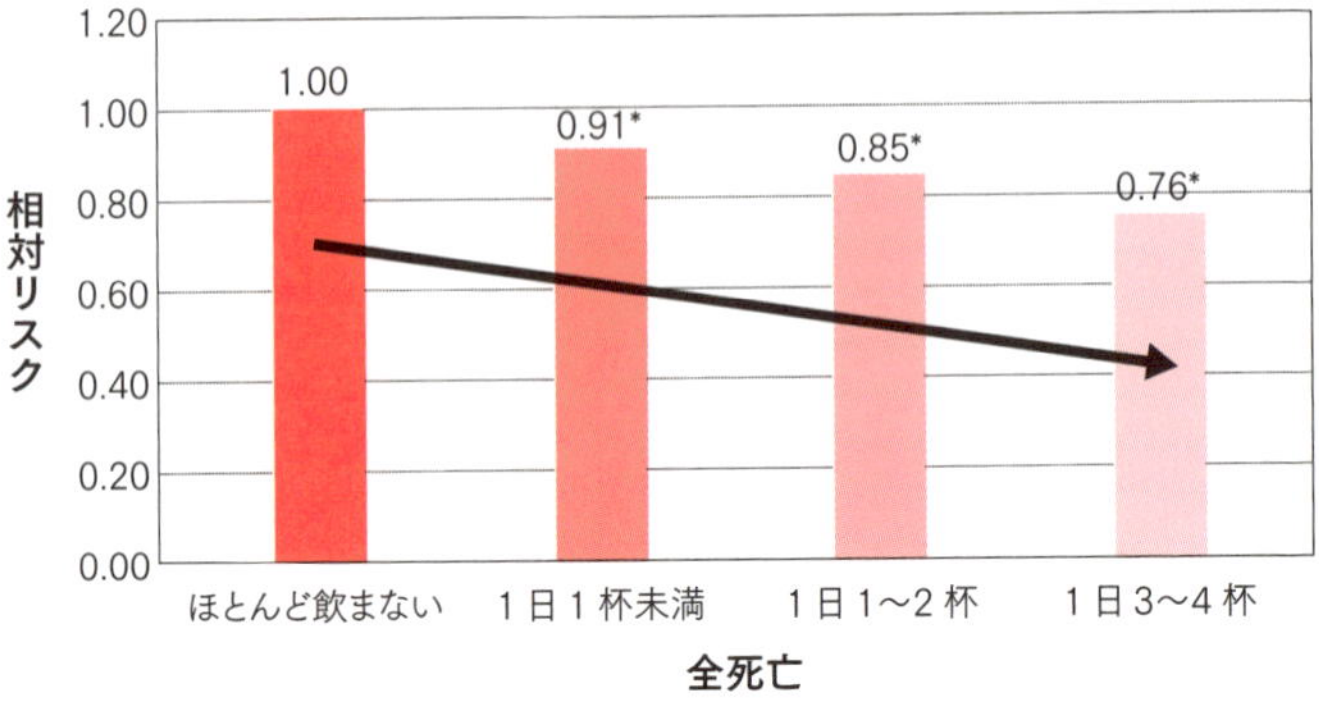

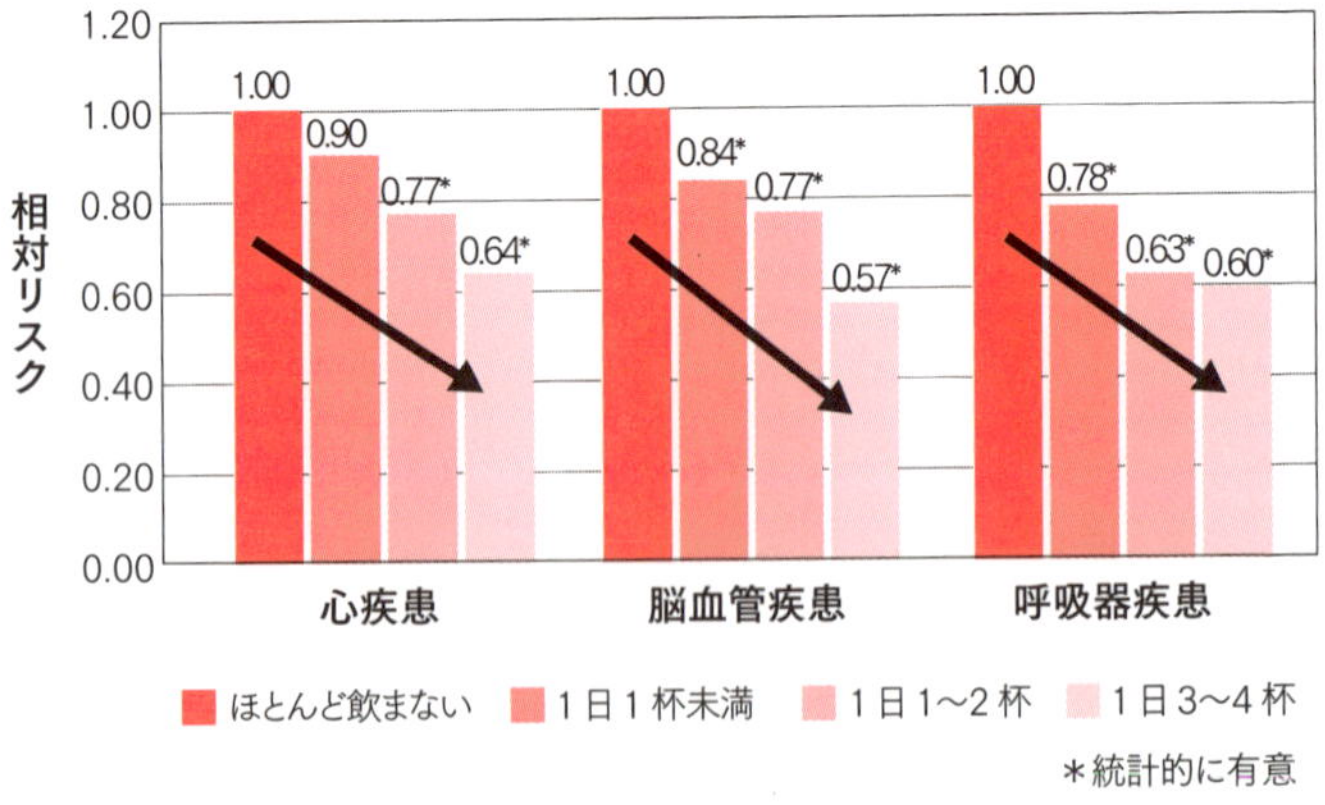

日本における大規模調査では、コーヒーを1日3〜4杯飲む人の死亡リスクは、全く飲まない人に比べ24％低いという結果になった。心疾患、脳血管疾患、呼吸器疾患の死亡リスクも下がっている。（国立がん研究センター予防研究グループの発表より）

ら体を守る抗酸化作用があります。がん、動脈硬化、心筋梗塞といった病気は活性酸素が関係していることがわかっているので、コーヒーの摂取はこうした生活習慣病の予防につながる可能性があります。

コーヒーに含まれている**カフェイン**の働きは、眠気を覚ます効果だけではありません。血圧低下、炎症の抑制、気管支拡張などの効能も認められています（Chest. 1988 Aug;94(2):386-9.）。1日3杯以上のコーヒーで、喘息発症率が低下するという、呼吸器の医師にとっては喜ばしい研究もあります。

「コーヒーを飲んで休憩し、ほっと一息」というリラックス効果も、ストレスを軽減するという体調管理につながるでしょう。

私は、**1日3杯**コーヒーを飲んでいます。朝食のときに1杯、昼食後に昼寝をする前に1杯、午後に1杯です。カフェインによる覚醒効果が現れるまで20〜30分ほどかかるので、昼寝前に飲むとちょうどいいのです。また、午後遅くに飲むと、夜寝つきが悪くなることがあるので、夕方よりも前に飲むといいでしょう。

なお、**ノンカフェイン**のコーヒーにも、ポリフェノールは含まれているそうです。ですから、カフェインが苦手という方は、ノンカフェインのコーヒーでも、ポリフェノールによる健康効果は得られるので、検討してはいかがでしょうか。

緑茶でウイルスを胃に流し込む

胃酸でインフルエンザウイルスを殺す

もう1つ、お勧めしたい飲み物が、**緑茶**です。緑茶のポリフェノールである**カテキン**も、健康効果が期待されます。

静岡県立大学と伊藤園が共同で研究を行い、緑茶の成分がインフルエンザウイルスに感染するリスクを下げる可能性が示された、と発表しました。また、カテキンを含んだ緑茶でうがいをすると、**インフルエンザ予防**になる、という研究も以前からありました（J Altern Complement Med. 2006, 12(7), 669-72)。

こうした研究結果を踏まえ、私が考案した予防法は、インフルエンザが流行する時期は、診療中にまめに緑茶を飲むというものです。どれくらいまめに飲むかというと、10～15分に1回、ごく少量ですが、緑茶を飲みます。

緑茶うがいは、喉のウイルスを外に出すという方法ですが、緑茶を飲んでしまうのも、ウイルス対策になります。なぜならば、喉のウイルスが緑茶によって胃に入れば、胃液で死ぬからです。頻繁に緑茶を口にすれば、喉の乾燥も防げるでしょう。

インフルエンザの流行時期に、ぜひ試してみてください。

宴会でのカロリーオーバーは心配ない？

私も50代なので、体重維持のために摂取カロリーは気にしています。六大栄養素をバランス良くとりつつ、カロリーオーバーにならないよう注意しているのです。

一方で、年末年始は、忘年会・新年会と、どうしても宴会が続いてしまいます。そのような時期は、どうしてもカロリーオーバーしてしまい、体重が増えてしまうこともあるでしょう。

「ダイエットしなければ……」と焦る人も多いかもしれませんが、それほど気にしなくても大丈夫です。一時的なカロリーオーバーは、身体が適応してくれるからです（Am J Physiol Endocrinol Metab. 2019 Jun 1;316(6):E1061-E1070.）。

人間の体には、恒常性（ホメオスタシス）という性質があり、外部環境の変化や食べ物の影響にかかわらず、生理的状態を一定に保とうとする仕組みがあるのです。ですから、一時的に体重が増えても、しばらくすると元に戻ります。

ただし、カロリーオーバーが当たり前の状態が続くと、今度はそれが体にとっての恒常的な状態になってしまい、体重が戻らなくなります。毎日、入浴前などに体重計に乗って確認し、体重がなかなか戻らないときは、きちんとカロリーコントロールするようにしましょう。

花粉症を根本から治す「舌下免疫療法」

花粉症は、日本人にとって「体調が悪い」と感じる大きな原因となっています。呼吸器内科が専門である私のクリニックにも、毎年大勢の花粉症に悩む患者さんが来院されます。花粉症には50種類以上あるといわれていますが、その多くはスギ花粉症です。対策としてマスクを使用している方も多いでしょう。その他、手洗いや洗顔、メガネ、空気清浄機の利用も一定の効果があります。

花粉が本格的に飛び始めるのは、だいたい2月中旬以降です。しかし、気がつかないだけで、1月頃から少しずつ花粉は飛んでいます。この、本格的に飛び始める前の段階から薬を使うことで、鼻や目のかゆみなどの症状を、結果として軽くすることができます。医師に相談して、飲み薬、点鼻薬、目薬などを処方してもらってください。

そして、スギ花粉症を根本から治すと期待されているのが、「舌下《ぜっか》免疫《めんえき》療法《りょうほう》」です。これまでのような、対症療法としての薬ではなく、体にスギ花粉の「抗原《こうげん》」を入れて慣れさせることでアレルギー反応が起きないようにする「免疫療法」です。

舌下免疫療法では、スギ花粉エキスから生成された錠剤を1日1回、舌の下に乗せ、口の粘膜から吸収します。薬は3〜5年使い続けることが推奨されていますが、9割の方が1年目から効果を感じています。

1つ難点があるとすれば、舌下免疫療法は、スギ花粉が飛ばないシーズンに開始しなければならないということです。つまり、シーズンオフである6〜11月に始めなければならないのです。たいていの人は、花粉症の真っ最中に「今、この症状をなんとかしたい!」と思うでしょう。そうではなく、次のシーズンに花粉症のつらさを低減させるために治療を行うというのは、ちょっとモチベーションが上がらないかもしれません。

もし、毎年、花粉症の症状がひどくて仕事にならない、というのであれば、根本的に治療するための舌下免疫療法を検討するのもいいかもしれません。

私自身、スギ花粉の舌下免疫療法を行い、花粉症が極めて軽くなり、快適な春を過ごしております。また、スギ花粉以外にも、ダニのアレルギー性鼻炎についても、舌下免疫療法で治療できるようになりました。今後、舌下免疫療法は、そのほかの抗原(ゴキブリ・ガなど)に対するアレルギー発症を防ぐ効果もある可能性があり、学会で注目されています。

第5章

忙しくて眠れなくても、やってはいけない習慣

睡眠不足、週末の寝だめが招くリスク

働き盛りの世代は半数が睡眠不足？

睡眠の重要性は、今さら私が指摘することもなく、みなさまがよくご存じのことだと思います。

仕事が忙しく、睡眠不足の日が続いて体調を崩してしまった、という経験は多くの方にあるでしょう。疲労回復のために最も重要なのが睡眠であり、ちゃんと眠らないと免疫力が低下し、風邪をひきやすくなるのはすでにお話しした通りです。

睡眠によって、肉体的な疲労だけでなく、**精神的な疲労**も解消されなければ、体は万全の状態にはなりません。脳は眠っているときに〝整理〟され、新たな活動に備えます。睡眠不足の状態では、いまいち頭がスッキリせず、仕事をしてもミスが多くなるのはそのためです。

「睡眠時間が短くても平気でいられるようなサプリはないですか？」といった質問を受けることもありますが、残念ながらありません。眠ることが心身にとって最良の〝薬〟なのです。

私は毎日の睡眠時間が6時間を切らないよう注意しています。そのうえで、15分程度の昼寝を欠かさないようにしています。これは、忙しくて時間がないという方にとって、最低限のラインではないかと考えています。

ところが、厚生労働省の「国民健康・栄養調査」（２０１７年）によると、１日の平均睡眠時間が6時間未満の人の割合は、男女とも40代が最も多く、5割前後に達しているのです。まさに、働き盛りの世代だからこそでしょう。

もし、6時間の睡眠時間が確保できず、体調が良くないという状態が続くのであれば、生活全般を見直したほうがいいかもしれません。

働き盛りの40代の睡眠時間は半数が6時間未満

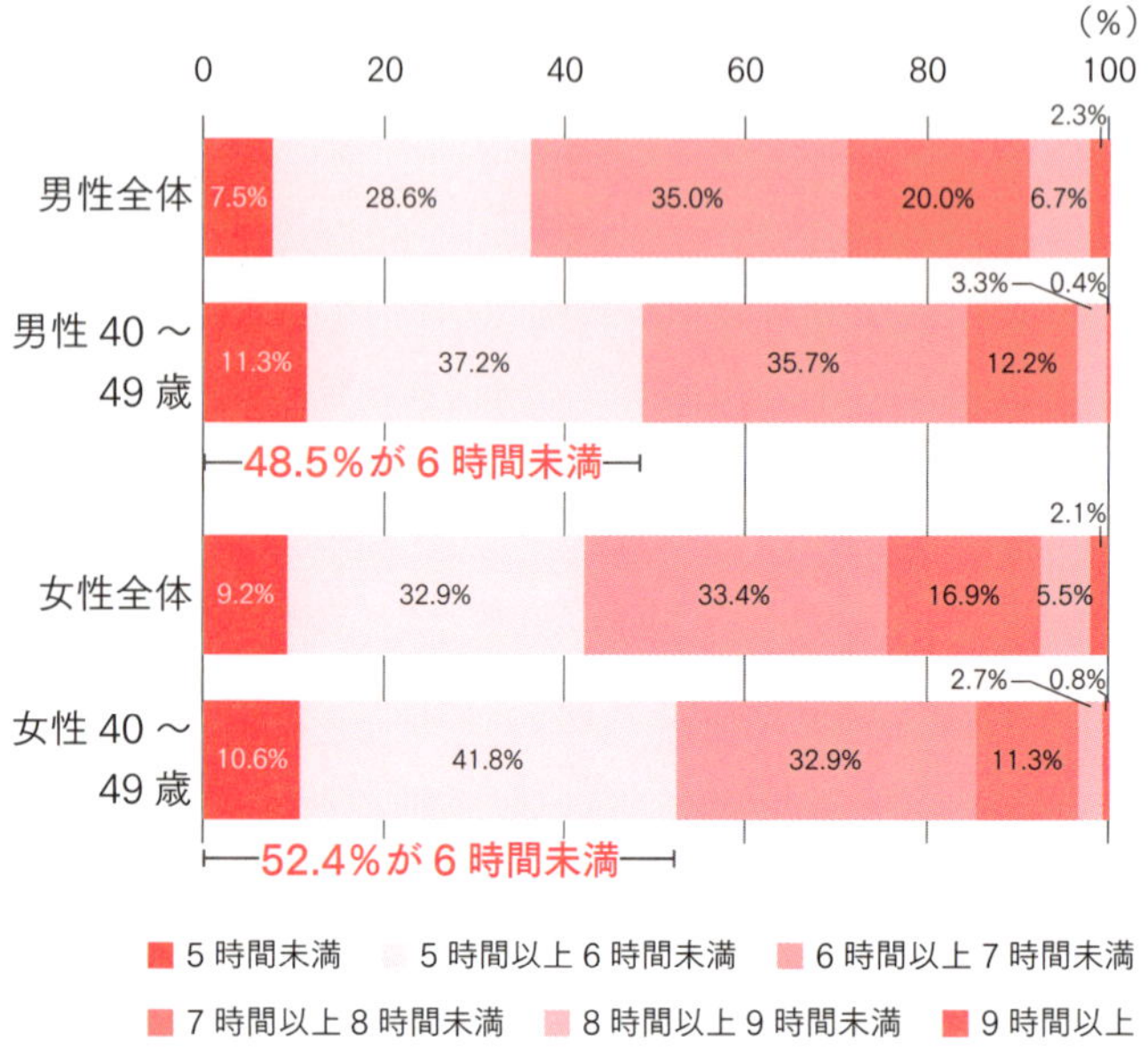

厚生労働省の「国民健康・栄養調査」によると、働き盛りの40代の睡眠時間は、男女とも5割程度の人が6時間未満だった

「週末の寝だめ」が体調不良を招く

体調管理のためには睡眠が重要だとわかっていても、「仕事が忙しいんだから、睡眠時間が確保できなくても仕方がないじゃないか」と思うかもしれませんが、それは違います。実は、睡眠習慣の改善のためにできることがいくつかあるのです。

その1つが、**週末の寝だめをやめる**こと。

「えっ休みの日ぐらいゆっくり寝させてくれよ」という声が聞こえてきそうですが、週末に好きなだけ眠っている生活を送っているせいで、体に不都合なことが起きてしまうのです。

平日は寝不足という人が、休日にその分も取り返そうと、朝いつまでも眠っているという生活を送っていると、体にどのようなことが起こるでしょうか。いつ眠りにつき、いつ目覚めるのか、という睡眠パターンが、平日と休日で差ができてしまいます。このような差ができることを、「ソーシャル・ジェットラグ」つまり、「**社会的な時差ぼけ**」というのです。

海外旅行などで時差のある地域に行くと、昼間に急に眠くなったり、夜になっても眠れなかったり、ということがあります。これがご存じ、時差ぼけです。週末に寝だめする生活を送っていると、別に海外に行かなくても時差ぼけが起こってしまいます。それが社会的時差ぼけです。

「明日は休みの日だから、今日は遅くまで起きていよう」と、休みの前日に夜更かしすることもあるでしょう。その結果、休日に起きるのがさらに遅くなり、午前中はほとんど眠っている、なんていうことも……。すると、社会的時差ぼけはさらにひどくなります。

社会的時差ぼけを起こさないためには、**平日と休日で睡眠パターンを変えないこと**が大切です。遅く寝て遅く起きると、体内時計が〝夜型〟へとシフトします。それを、平日になるとまた〝朝型〟に戻すという生活を送っていると、体に対する負担も大きくなります。どうしても平日に睡眠時間が確保できないという方は、休日の朝には1時間程度、長く眠るのにとどめておいたほうがいいでしょう。「休みの日は好きなだけ長く眠る」というのは、体調不良の原因になります。

また、体内時計を狂わさないためには、休日の朝に起きてカーテンを開け、日の光を浴びることも大切です。寝不足を感じたら、1時間ぐらいの長めの昼寝を休日にとるのもいいでしょう。

糖尿病、メタボ、動脈硬化のリスクも上昇

睡眠不足を週末の寝だめによって解消しようとすると、体に大きな負担がかかります。それは、さまざまな研究によって明らかになっています。

アムステルダム自由大学医療センターの研究によると、睡眠時間と代謝の関係を調べたところ、**寝不足でも、寝すぎでも、代謝が低下して糖尿病やメタボリックシンドロームのリスクが高まる**ことがわかりました（J Clin Endocrinol Metab. 2016 Sep;101(9):3272-80.）。寝不足あるいは寝すぎの状態だと、インスリンによって血糖値を下げる働きが悪くなり、メタボになってしまう可能性があります。

また、コロラド大学の研究では、睡眠不足の解消のために週末に寝だめしても、代謝の低下は改善されない、という結論になりました（Curr Biol. 2019 Mar 18;29(6):957-967.e4.）。この研究では、睡眠が十分なグループ、常に睡眠不足のグループ、そして平日は睡眠不足で週末には長く寝るグループに分けたところ、週末に長く寝るグループでもインスリンの働きの低下は防げなかったというわけです。

さらに、別の研究では、社会的時差ぼけによって糖尿病だけでなく、**動脈硬化による心**

血管疾患のリスクも高まる可能性があるとされています（J Clin Endocrinol Metab. 2015 Dec;100(12):4612-20.）。

睡眠不足や週末の寝だめは、単に体調不良という短期的な問題だけでなく、糖尿病や動脈硬化という長期的な問題も引き起こします。人生１００年時代と言われるなか、できるだけ現役でいるためにも、体にいい睡眠習慣を身につけていただけたらと思います。

スマホだけじゃない、快眠を妨げる光

深刻な不眠の4つのタイプ

睡眠不足で悩んでいるのは、何も仕事が忙しくて寝不足という方だけではありません。夜、眠りたくても眠れないという方もいます。そうした睡眠の問題が1カ月以上続き、日中の生活に不都合が生じた場合、「**不眠症**」と診断されます。

不眠症には、寝つきが悪くなる「**入眠障害**《にゅうみんしょうがい》」、眠りが浅くて途中で目が覚める「**中途**《ちゅうと》**覚醒**《かくせい》」、早朝に目が覚めてしまう「**早朝覚醒**《そうちょうかくせい》」、ぐっすり眠れたという感覚が得られない「**熟眠障害**《じゅくみんしょうがい》」という4つのタイプがあります。そして、不眠症になる原因は、ストレスや、うつ病などの心の病気、あるいは呼吸器疾患による咳など、さまざまです。

不眠専門の外来のある病院に行き、医師に相談し、場合によっては睡眠導入剤《すいみんどうにゅうざい》を処方してもらうのも、もちろん選択肢の1つです。ただ、それ以前に、睡眠のリズムを整えるために試してみてほしいことがあります。

それは、寝る時間の30分くらい前になったら、それ以降はスマートフォンもテレビもパソコンの画面も見ないようにすることです。すでに第3章でお伝えしたように、スマートフォンの画面などから出るブルーライトが、脳を覚醒させ、寝つきを悪くしてしまうのです。ようやく寝る準備もできたから、スマートフォンでゆっくりニュースやSNSを見よう、あるいはメールの返信をしよう、と思ってやっている方も多いでしょう。ですが、それが睡眠の質を下げてしまっているのです。

これは、スマートフォンやパソコン、インターネットが普及した現代ならではの問題で、気をつけなければなりません。

「夜に浴びる光」の怖い効果

そもそも、現代人は不自然な光の浴び方をしています。昔は、日の光が出ている昼間は明るく、夜は暗いのが当たり前でした。それが、電灯によって夜でも明るい光の下で生活

寝るときは電気を消して暗くする

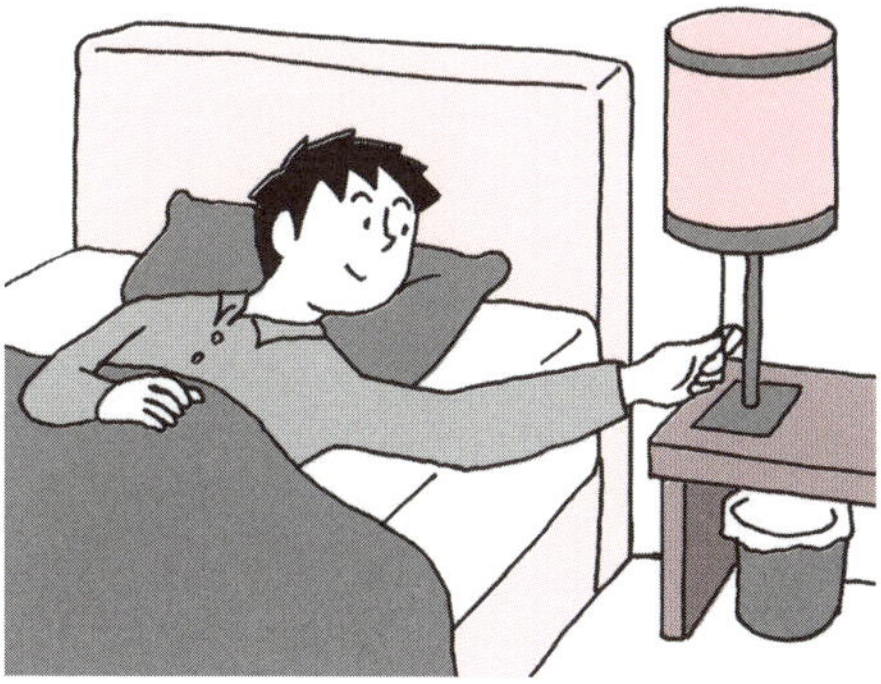

電気をつけたまま明るくして寝るとうつ症状が
増加するという研究がある

できるようになっただけでなく、スマートフォンのように、便利だけれども寝つきを悪くしてしまうものまで登場したのです。

現代人の光の浴び方が、健康にどのような影響を与えるのかについて調査した、興味深い研究があります。それが、奈良県立医科大学が行っている「平城京コホートスタディ」です。

平城京コホートスタディは、いくつかの論文になっています。例えば、日常生活で浴びている光の量と肥満リスクの関係についての論文では、**夜間に浴びる光が多く、朝に浴びる光が少なくなると、肥満を招く恐れがある**という結論になっています（J Clin Endocrinol Metab. 2016 Sep;101(9):3539-47.）。

また、同じ平城京コホートスタディから、寝室を夜間は暗く保つことの重要性もわかっています。**寝室でライトをつけて明るくして寝ていると、うつ症状が増加する**というのです（J Affect Disord. 2013 Oct;151(1):331-6.）。寝室は小さいライトをつけるなどして少し明るくして寝ているという方もいるかもしれませんが、実は暗ければ暗いほどいいそうです。そのため、私は必ず寝室は真っ暗にして寝るようにしています。

寝ても取れない疲れの原因は「いびき」

睡眠時無呼吸症候群には「CPAP」

朝、目が覚めたときに、「どうも疲れが取れていないな……」と感じたことはないでしょうか。この症状は、不眠症のうち、「熟眠障害」に該当します。

仕事が忙しくて疲れがたまっている場合に、十分な睡眠時間がとれないと、疲労が回復できたと思えないこともあるでしょう。ただ、それ以外にも、病気が原因で熟眠障害になってしまっていることがあります。

原因としてよくあるのが、「**睡眠時無呼吸症候群**《すいみんじむこきゅうしょうこうぐん》」です。睡眠時無呼吸症候群とは、夜、寝ているときに、**いびき**がひどくて呼吸が止まった状態が頻発し、睡眠の質が著しく低下した結果、日中に極度の眠気を感じるというものです。

いびきをかいている人がいると、「よく寝ているな」と思うかもしれませんが、実はその逆だったのです。

いびきとは、気道が狭くなっている状態で呼吸するときに聞こえる、空気が通る音のこと。気道が狭い状態で呼吸をしていると、呼吸を調整している自律神経に負担がかかります。その結果、寝ても体の疲れがとれないのです。

朝、目が覚めても疲れがとれないという方は、家族の方などに、自分のいびきがどれぐらいなのか尋ねてみてください。もし、いびきがひどい場合は、睡眠時無呼吸症候群の可能性があるので、専門の外来がある医療機関を受診してください。

睡眠時無呼吸症候群は、肥満の方のほうがなりやすいというイメージがあるかもしれません。確かに、日本人の睡眠時無呼吸症候群の3分の2は肥満の方です。肥満に伴って、喉の周囲に脂肪がついているために気道が狭くなってしまうのです。残りの3分の1の方は肥満ではなく、小顎《しょうがく》など骨格の問題で、夜間に舌根《ぜっこん》が気道に落ち込み、気道が閉塞されてしまうのです。

睡眠時無呼吸症候群で、それも中等症から重症と診断されたら、その改善のために、

「**持続陽圧呼吸療法**《じぞくようあつ》」、通称**CPAP**（シーパップ）を導入します。CPAPとは、睡眠時に鼻マスクを装着して、専用の機器から圧を加えた空気をエアチューブを通して送り込むことで気道を広げ、空気の通りを良くします。すると、夜、眠っているときの呼吸が楽になり、疲れが取れるようになるのです。

CPAPは効果の高い治療法です。慣れるまでは少し面倒かもしれませんが、うまく治療が軌道に乗ると、昼の眠気がなくなり、仕事の効率が良くなり、国内出張や海外出張にまで機器を持参する方も多いのです。CPAPの機器は、数年単位で改良されており、小型で持ち運びも可能になり、さらに作動する音も静かになりました。

睡眠時無呼吸症候群で軽症の場合は、**スリープスプリント**という専用のマウスピースを装着します。寝ている間に下顎《したあご》が数ミリ前に出されますので、舌根が引き上げられ、気道が広がり、空気の通りが良くなって無呼吸が改善されるのです。

枕の高さも重要です。高すぎる枕は寝ている間に喉が窮屈になってしまうので気道が狭くなり、いびきや無呼吸の原因になります。一時しのぎとして、横向きで寝れば、仰向けよりも気道が広がります。仰向けですと喉に付いた脂肪が重力の方向に落下して気道が狭くなりますが、横向きだとその影響がなくなるからです。

このように、重症度に応じて治療法がありますので、いびきがひどくて疲れが取れないという方は、まずは睡眠時無呼吸症候群の検査を行うことをお勧めします。

安眠のためのルーティーンを見つける

自分ならではの「安眠法」は何か？

より良い睡眠のためには、自分流の安眠法を工夫することも大切です。

誰しも、「ストレッチをするとよく眠れる」「このアロマをかぐとリラックスできる」といったものがあるでしょう。ですから、自分ならではのポイントを見つけることが重要なのです。それをルーティーンとして取り入れれば、体調管理においてこれほど役に立つものはありません。ぜひ、ご自分にあった〝スリープセレモニー〟を確立してください。

私がやっている工夫は、すでにお話ししたように、寝る時間の1～2時間前にお風呂に入り、30分前以降はスマートフォンやパソコン、テレビの画面は見ない。寝室はなるべく暗くする。朝、起きたらカーテンを開けて日の光を浴びる。平日と週末で睡眠のリズムを変えない、などです。いずれも簡単にできるものばかりなので、参考にしていただければと思います。

ストレスは解消すべきだが…寝酒はNG！

また、他にも、安眠のためにできることがあります。例えば、適度に運動すること、そして、自分なりのストレス解消法を見つけることです。私の運動法については次の章で解説しますが、ほどよい肉体的な疲労は心地よい眠りをもたらしてくれるので、眠りたいのに寝つきが悪いという方は、体を動かす習慣を身につけるといいでしょう。

ストレスは睡眠にとっても大敵ですから、読書や音楽、あるいは旅行など、自分が気分転換できる趣味を見つけて、ストレスをためないようにしましょう。適度に息抜きすれば、毎日の睡眠も質が良くなってくるはずです。

ただ、「自分のストレス解消法は、お酒を飲むこと」という方は注意が必要です。なぜなら、アルコールには覚醒《かくせい》効果があり、睡眠の質を下げてしまうのです。「いや、寝る前にお酒を飲むと、ぐっすり眠れるでしょう？」と思うかもしれませんが、これは間違いです。

というのも、確かに寝酒によって寝つきが良くなったように感じるかもしれませんが、その効果は短時間しか続きません。**寝酒をしてから眠ると、眠りが浅くなって、中途覚醒や早朝覚醒が増えてしまうのです**。また、寝酒の効果を得ようとして、どんどん酒量が増えてしまうと、やがてアルコール依存症になってしまう恐れもあります。

お酒が好きで、ワインや日本酒を飲むことが趣味という方もいらっしゃるでしょう。飲み会などで楽しく飲むのは、もちろんかまいません。ストレス解消になって、生活にめりはりも出ます。ただ、寝つきを良くしたくて寝酒をするというのは、絶対に避けてください。

快適な環境を作るために「空気清浄機」も活躍

私の専門は、呼吸器内科です。ですので、「空気」については、まさにオタクです。空気清浄機は、クリニックに3台、そして自宅に4台置いています。

空気清浄機については、興味深い研究があります。中国の上海で健康な大学生55人を2つのグループに分け、一方は空気清浄機とともに寮で生活し、もう一方は偽物の空気清浄機とともに生活を送りました。すると、空気清浄機がある環境で生活したグループのほうが、ストレスホルモンが低下したということです（Circulation.2017Aug15;136(7):618-627.）。

私も、空気清浄機の有効性を、東京医科歯科大学との共同研究で臨床試験を行いました。喘息の患者さん50名を対象とし、その結果は日米の呼吸器学会で２０１８年に発表しました。

さすがに空気オタクでないみなさまが家の中に空気清浄機を4台も置くことは難しいでしょうから、せめて寝室に1台置くことは検討していただけたらと思います。というのも、寝室は家の中でも滞在時間が長く、影響が大きいからです。快眠のためには寝室を暗くしたほうがいい、と先ほど説明しましたが、空気清浄機も利用して、寝室を快適に保つことが重要だと感じています。

第6章

短時間でも効果的！忙しい医師の運動習慣

運動は免疫力を上げ、病気リスクを下げる

体を動かせば免疫力もアップ！

ここまであまり触れてきませんでしたが、「**運動**」も体調管理のためには重要な要素です。

きちんと体調が管理できている人の多くが、何らかの運動習慣を持っています。ですから、忙しくても続けられるような、**自分ならではの体を動かすやり方を見つけておくこと**が大切です。

これまでお話ししたように、私はお昼休みに、10～15分ほど散歩をしています。これは運動のためというより、日の光を浴びてビタミンDの生成を促したり、リラックスや、体をほぐして血行を良くすることを目的としています。

運動としてウォーキングをやるならば、腕をしっかり振って「早歩き」をしつつ、1日に30分ほどやるのが目安になります。この30分というのは続けてやる必要はなく、例えば、朝10分、昼10分、夕方10分と分割してもいいのです。これなら続けやすそうですよね。

第4章で紹介したようなバランスのとれた食事を続けていれば、肥満のリスクは下げられるでしょう。「運動＝ダイエット」というイメージのある方は、「太っていなければ運動しなくてもいいのでは」と思うかもしれませんが、それは違います。

習慣的に体を動かせば、免疫力も上がり、体調不良になりにくい体になります。体重を減らすことを目的にするのではなく、風邪などをひきにくくすることを目的に運動してみてください。

また、長い目で見ると、**運動は将来の病気のリスクを下げる**ことも期待できます。肥満の防止につながることから、糖尿病やメタボリックシンドローム、高血圧などの生活習慣病対策に運動がいいことは想像しやすいでしょう。

その他、意外なところでは、脳年齢と身体活動量についての研究があります。つまり、きちんと体を動かしている人ほど脳が若々しく、**認知症の発症リスクを下げられる**というわけです（Neurobiol Aging. 2016 Apr;40:138-144.）。運動を続ければ、心身ともに若さを保てるといえます。

忙しいならまずは「階段」から

ただ、忙しくてどうしても運動のためにまとまった時間がとれない、という方もいるでしょう。あるいは、運動が体にいいということはわかっているものの、運動に対して苦手意識があって、どうしても最初の一歩が踏み出せないという方も。

そんな方々に、まずやっていただきたいのは、移動のときに**なるべく階段を利用する**ということです。

毎日の通勤のとき、駅では、エレベーターやエスカレーターではなく、階段を利用しましょう。オフィスでは、上りと下りで3階分程度の移動なら、必ず階段を使います。これだけでも、**積み重ねればかなりの身体活動量になる**でしょう。

運動不足気味という方であっても、なるべく階段を使う生活を1~2カ月続けるだけで、体が変わってくると思います。「お腹が少しへこんできた」「風邪をひきにくくなったかも」といった実感が得られるかもしれません。

そうしたら、さらに一歩踏み込んで、ジョギングやスイミング、あるいはジムでのトレーニングなどの運動にチャレンジしてみてはいかがでしょうか?

気分転換になる種目も取り入れよう

理想は週3日の運動！

私がどのように運動しているのかについてもご紹介しましょう。

運動するのは、**週に3日**を目標にしています。週末の2日と、平日の1日で、合わせて3日です。ただ、どうしても平日は時間がとれなかったり、週末に学会や研究会が入ってしまって、週に2日となることが多いかもしれません。

運動のメニューとしては、スポーツクラブでの**水泳**、トレッドミル（ランニングマシン）での**ジョギング**、そしてちょっと気分を変えて「**暗闇ボクシング**」の3種類です。この中から選んで行っています。

私は水泳が好きで、短時間でも全身運動になるので効率的ですが、ずっと同じ種目ですと飽きてしまうので、トレッドミルでのジョギングも頻繁に行っています。また、暗闇ボクシングは、気分転換にはもってこいです。

もちろん、ずっと同じ種目に取り組みたい方はそれでもいいでしょう。例えば、マラソンが趣味で、大会にも出るという方は、運動の時間はすべてランニングに注ぎ込んでもOKです。ただ私のように、体調管理と将来の健康のために運動を続けるのであれば、なるべく自分が続けやすいように種目を組み合わせるのがいいと思います。

交通量の多い場所でのランニングは要注意

トレッドミルを使ってジョギングをするのには、実は理由があります。以前は、池袋の周辺を走るコースでジョギングに出かけていましたが、ヘロヘロになっているところで患者さんに会ってしまい、申し訳ないことにきちんとご挨拶できなかった、ということがありました。クリニックの周りを走れば、患者さんに会うのは当然ですよね……。

そして、他にも理由があります。私が走ろうとしていたのは、どうしても交通量の多い場所です。そのようなところで運動すると、**排気ガスなどが原因となって心肺機能に悪影**

響を及ぼす可能性があるのです。

交通量の多い環境での運動で排気ガスなどを浴びていると、肺機能が低下してＣＯＰＤなどになったり、虚血《きょけつ》性《せい》心《しん》疾患《しっかん》などの心臓の病気のリスクも上がるという研究があります(Lancet. 2018 Jan 27;391(10118):339-349.)。

現在はランニングブームですから、皇居周辺や大きな公園では、走っている人をたくさん見かけます。また、東京マラソンをはじめ、市民が参加するマラソン大会も多く開催されています。そんな中、呼吸器内科の医師として言いたいのは、普段走るコースの排気ガスなどの環境にはぜひ注意してくださいということです。

激しい運動は免疫力を下げるのでNG

激しい運動は免疫力を下げ、風邪をひきやすく

運動は体にいいことばかりで、「運動こそどんな薬よりも健康にいいものだ」とも言われているくらいなのですが、やってはいけない運動のやり方もあります。

例えば、**激しい運動は逆に免疫力を低下させてしまいます**。２３０㎞という超過酷なレースを走るウルトラマラソンに参加した選手は、感染症を生じるリスクが高くなったという研究があります（Exerc Immunol Rev. 2015;21:114-28.）。

おそらく、ウルトラマラソンでなくとも、通常の42・１９５㎞を走るマラソンでも、免疫力は低下して風邪などにかかりやすくなるでしょう。いくら趣味がマラソンといっても、毎日42・１９５㎞を走る人はいないでしょうが、大会に出た後は免疫力が低下しているの

で気をつけてください。

健康を維持するために運動は大切ですが、私の場合、運動のせいで免疫力が下がって風邪をひいてしまったら、毎日の診察にも差しさわりが出てしまいます。ですから、私は、激しい運動や、長時間の運動はやらないようにしています。水泳やジョギングでも、だいたい30分程度、長くても1時間ぐらいを目安にしています。

血圧を考えて運動は午後から

また、朝に走るのが気持ちいい、という人は多いでしょう。朝、体を動かせば、交感神経が活発になって、血の巡りも良くなり、体が活動的になるというメリットはあります。ですが、**朝は血圧が上がりやすく、心筋梗塞や脳卒中のリスクも高くなります**。血圧が気になるという方は、午前中は運動をしないほうがいいでしょう。

私は、特に高血圧というわけではないのですが、50代という年齢もあり、念のため午前中の運動は避けています。**休日でも、午後からしか運動はしません**。

もし、どうしても朝方に運動したいという方は、いきなり強度の高い運動をするのではなく、じっくりとウォーミングアップをして体を温め、だんだんと運動の強度を上げていくというやり方がいいと思います。具体的には、例えばランニングですと、いきなりトップスピードで走り始めるのではなく、まず初めはウォーキングをして、体が温まってきたらジョギングに切り替え、次第にスピードを上げていくという感じです。このウォーミングアップだけでも20~30分はかかってしまうかもしれませんが、心臓や血管に対して運動のために準備する時間を与えることで、急な血圧の上昇によるダメージは減らせるはずです。

二日酔いによる体調不良に悩むなら…

体調不良のよくある原因が「二日酔い」というビジネスパーソンは少なくないでしょう。付き合いで飲まなければならない、飲みに行くとつい飲み過ぎてしまう、もしくは、お酒が大好きで、年甲斐もなく大酒を食らってしまう……。

二日酔いになると、脱水症状や、頭痛、腹痛、体の炎症などの症状が現れます。「もう二度とこんなつらさは味わいたくない」と思った方も多いでしょう。それでもまた飲んでしまうのですから、人間は不思議なものです。

絶対に休めない医師としては、二日酔いになるわけにはいきません。それどころか、少しでも酒臭い状態で診察にのぞむわけにはいきませんから、絶対に飲み過ぎになるわけにはいきません。

二日酔いになる原因は「飲み過ぎ」です。つまり、自分の許容量を超えて飲んでしまったということです。ですから、二日酔いにならないようにするためには、自分が飲んでも大丈夫な量を把握することが大切です。

みなさまは、飲みに行ったとき、自分がどれぐらいのアルコールを飲んだのか把握しているでしょうか。「ビールが3杯、ワインが2杯……」などと記録をつけてみましょう。

また、「アルコール感受性遺伝子検査」を受けるのもいいかもしれません。アルコールの分解能力については、かなりの部分で遺伝的に決まっています。遺伝子検査でそれを調べ、自分のお酒に対する強さがわかれば、無茶な飲み方をしようとは思わなくなるでしょう。

体調管理という面から考えても、お酒との付き合い方を決めておくことは重要です。もし付き合いで酒の席に出なければならなくても、「実は遺伝子検査で調べたのですが……」と説明すれば、無理に飲まされるということはなくなるでしょう。そういった意味でも、遺伝子検査はお勧めです。

おわりに

本書は自分が医師を30年以上続けるにあたって、力を入れて取り組んできた「体調管理」について、集大成としてまとめたものです。

私の父は畳屋を営み、父方および母方の祖父も畳屋という畳一家で育ちました。家業を継がずに医師になったものの、医師の生活がここまでハードだということを、かつての自分は知りませんでした。

今でこそ「絶対に休めない医師」として、毎日、患者さんの前に、可能な限り万全の状態で診察にのぞんでいますが、以前は私も、過重労働からか、年に数回、体調を崩しては仲間に迷惑をかけてしまったことがあります。

そんな私が変わったのは、恩師である、東京医科歯科大学学長の吉澤靖之先生から、「自分は風邪もインフルエンザも無縁である」というお言葉を聞いてからです。吉澤先生の生活習慣には、随所に健康につながるヒントが隠されており、全てに医学的エビデンスが存在していました。間近でそれを学び、さらなるエビデンスを伴った健康オタクになってしまったのが、現在の私です。

こうして、毎日休むことなく診察を続け、その体調管理について本を書くことができたのも、支えてくださる方がいてこそ。この場を借りて、吉澤先生をはじめ、東京医科歯科大学呼吸器内科医局の関係者各位、当クリニックのスタッフ、さらに親愛なる家族、そしてこのような機会をくださった日経ＢＰの竹内靖朗氏に感謝申し上げます。

本書の内容が、「休めない」「自分の代わりがいない」と感じている方にとって、少しでも助けになれば、著者としてこんなにうれしいことはありません。その一方で、「休めない」みなさまが、体調管理のおかげで生活に時間的な余裕を取り戻し、自分らしい毎日を送れることを願っております。

大谷義夫

参考文献

第1章

Yan J, Grantham M, Pantelic J, Bueno de Mesquita PJ, Albert B, Liu F, Ehrman S, Milton DK; EMIT Consortium. Infectious virus in exhaled breath of symptomatic seasonal influenza cases from a college community. Proc Natl Acad Sci U S A. 2018;115(5):1081-1086.

Radonovich LJ Jr, Simberkoff MS, Bessesen MT, Brown AC, Cummings DAT, Gaydos CA, Los JG9, Krosche AE, Gibert CL, Gorse GJ, Nyquist AC, Reich NG, Rodriguez-Barradas MC, Price CS, Perl TM; ResPECT investigators. N95 Respirators vs Medical Masks for Preventing Influenza Among Health Care Personnel: A Randomized Clinical Trial. JAMA. 2019 Sep 3;322(9):824-833.

Bean B, Moore BM, Sterner B, Peterson LR, Gerding DN, Balfour HH Jr. Survival of Influenza Viruses on Environmental Surfaces. J Infectious Dis. 1982;146:47-51.

Satomura K, Kitamura T, Kawamura T, Shimbo T, Watanabe M, Kamei M, Takano Y, Tamakoshi A; Great Cold Investigators-I. Prevention of upper respiratory tract infections by gargling: a randomized trial. Am J Prev Med. 2005 Nov;29(4):302-7.

厚生労働省「抗微生物薬適正使用の手引き 第一版」2017年6月

日経メディカル「医師3981人に効く『かぜ患者への抗菌薬処方』」2017年8月

Cohen S, Tyrrell DA, Russell MA, Jarvis MJ, Smith AP. Smoking, alcohol consumption, and susceptibility to the common cold. Am J Public Health. 1993 Sep;83(9):1277-83.

Takkouche B, Regueira-Méndez C, García-Closas R, Figueiras A, Gestal-Otero JJ, Hernán MA. Intake of wine, beer, and spirits and the risk of clinical common cold. Am J Epidemiol. 2002 May 1;155(9):853-8.

Ouchi E, Niu K, Kobayashi Y, Guan L, Momma H, Guo H, Chujo M, Otomo A, Cui Y, Nagatomi R. Frequent alcohol drinking is associated with lower prevalence of self-reported common cold: a retrospective study. BMC Public Health. 2012 Nov 16;12:987. doi: 10.1186/1471-2458-12-987.

第2章

Bigley AB, Simpson RJ. NK cells and exercise: implications for cancer immunotherapy and survivorship. Discov Med. 2015 Jun;19(107):433-45.

Passos GS, Poyares D, Santana MG, Teixeira AA, Lira FS, Youngstedt SD, dos Santos RV, Tufik S, de Mello MT. Exercise improves immune function, antidepressive response, and sleep quality in patients with chronic primary insomnia. Biomed Res Int. 2014;2014:498961. doi: 10.1155/2014/498961. Epub 2014 Sep 21.

吉澤靖之. 民間療法, 予防方法に効果はあるか 6）運動と食品. 日胸 2016;75(9):1006-1011.

Goto M, Kawamura T, Shimbo T, Takahashi O, Ando M, Miyaki K, Nohara T, Watanabe H, Suzuki I, Aono M; Great Cold Investigators-II. Influence of loxoprofen use on recovery from naturally acquired upper respiratory tract infections: a randomized controlled trial. Intern Med. 2007;46(15):1179-86. Epub 2007 Aug 2.

HARPER GJ. Airborne micro-organisms: survival tests with four viruses. J Hyg (Lond). 1961 Dec;59:479-86.

Kormuth KA, Lin K, Prussin AJ 2nd, Vejerano EP, Tiwari AJ, Cox SS, Myerburg MM, Lakdawala SS, Marr LC. Influenza Virus Infectivity Is Retained in Aerosols and Droplets Independent of Relative Humidity. J Infect Dis. 2018 Jul 24;218(5):739-747. doi: 10.1093/infdis/jiy221.

Saketkhoo K, Januszkiewicz A, Sackner MA. Effects of drinking hot water, cold water, and chicken soup on nasal mucus velocity and nasal airflow resistance. Chest. 1978 Oct;74(4):408-10.

Babizhayev MA, Deyev AI, Yegorov YE. L-carnosine modulates respiratory burst and reactive oxygen species production in neutrophil biochemistry and function: may oral dosage form of non-hydrolized dipeptide L-carnosine complement anti-infective anti-influenza flu treatment, prevention and self-care as an alternative to the conventional vaccination? Curr Clin Pharmacol. 2014 May;9(2):93-115.

Rennard BO, Ertl RF, Gossman GL, Robbins RA, Rennard SI. Chicken soup inhibits neutrophil chemotaxis in vitro. Chest. 2000 Oct;118(4):1150-7.

第3章

Prather AA, Janicki-Deverts D, Hall MH, Cohen S. Behaviorally Assessed Sleep and Susceptibility to the Common Cold. Sleep. 2015 Sep 1;38(9):1353-9. doi: 10.5665/sleep.4968.

Yokoyama Y, Onishi K, Hosoda T, Amano H, Otani S, Kurozawa Y, Tamakoshi A. Skipping Breakfast and Risk of Mortality from Cancer, Circulatory Diseases and All Causes: Findings from the Japan Collaborative Cohort Study. Yonago Acta Med. 2016 Mar;59(1):55-60. Epub 2016 Apr 1.

Zheng X, Wu K, Song M, Ogino S, Fuchs CS, Chan AT, Giovannucci EL, Cao Y, Zhang X. Yogurt consumption and risk of conventional and serrated precursors of colorectal cancer. Gut. 2019 Jun 17. pii: gutjnl-2019-318374. doi: 10.1136/gutjnl-2019-318374.

Kaluza J, Larsson SC, Orsini N, Linden A, Wolk A. Fruit and vegetable consumption and risk of COPD: a prospective cohort study of men. Thorax. 2017 Jun;72(6):500-509. doi: 10.1136/thoraxjnl-2015-207851. Epub 2017 Feb 22.

Paul IM, Beiler J, McMonagle A, Shaffer ML, Duda L, Berlin CM Jr. Effect of honey, dextromethorphan, and no treatment on nocturnal cough and sleep quality for coughing children and their parents. Arch Pediatr Adolesc Med. 2007 Dec;161(12):1140-6.

Raeessi MA, Aslani J, Raeessi N, Gharaie H, Karimi Zarchi AA, Raeessi F. Honey plus coffee versus systemic steroid in the treatment of persistent post-infectious cough: a randomised controlled trial. Prim Care Respir J. 2013 Sep;22(3):325-30. doi: 10.4104/pcrj.2013.00072.

Connor V, German E, Pojar S, Mitsi E, Hales C, Nikolaou E, Hyder-Wright A, Adler H, Zaidi S, Hill H, Jochems SP, Burhan H, French N, Tobery T, Rylance J, Ferreira DM. Hands are vehicles for transmission of Streptococcus pneumoniae in novel controlled human infection study. Eur Respir J. 2018 Oct 10;52(4). pii: 1800599. doi: 10.1183/13993003.00599-2018. Print 2018 Oct.

Bauman A, Ainsworth BE, Sallis JF, Hagströmer M, Craig CL, Bull FC, Pratt M, Venugopal K, Chau J, Sjöström M; IPS Group. The descriptive epidemiology of sitting. A 20-country comparison using the International Physical Activity Questionnaire (IPAQ). Am J Prev Med. 2011 Aug;41(2):228-35. doi: 10.1016/j.amepre.2011.05.003.

Patel AV, Maliniak ML, Rees-Punia E, Matthews CE, Gapstur SM. Prolonged Leisure Time Spent Sitting in Relation to Cause-Specific Mortality in a Large US Cohort. Am J Epidemiol. 2018 Oct 1;187(10):2151-2158. doi: 10.1093/aje/kwy125.

Van Dongen HP, Maislin G, Mullington JM, Dinges DF. The cumulative cost of additional wakefulness: dose-response effects on neurobehavioral functions and sleep physiology from chronic sleep restriction and total sleep deprivation. Sleep. 2003 Mar 15;26(2):117-26.

Martineau AR, Jolliffe DA, Hooper RL, Greenberg L, Aloia JF, Bergman P, Dubnov-Raz G, Esposito S, Ganmaa D, Ginde AA, Goodall EC, Grant CC, Griffiths CJ, Janssens W, Laaksi I, Manaseki-Holland S, Mauger D, Murdoch DR, Neale R, Rees JR, Simpson S Jr, Stelmach I, Kumar GT, Urashima M, Camargo CA Jr. Vitamin D supplementation to prevent acute respiratory tract infections: systematic review and meta-analysis of individual participant data. BMJ. 2017 Feb 15;356:i6583. doi: 10.1136/bmj.i6583.

Urashima M, Segawa T, Okazaki M, Kurihara M, Wada Y, Ida H. Randomized trial of vitamin D supplementation to prevent seasonal influenza A in schoolchildren. Am J Clin Nutr. 2010 May;91(5):1255-60. doi: 10.3945/ajcn.2009.29094. Epub 2010 Mar 10.

Zhang Y, Fang F, Tang J, Jia L, Feng Y, Xu P, Faramand A. Association between vitamin D supplementation and mortality: systematic review and meta-analysis. BMJ. 2019 Aug 12;366:l4673. doi: 10.1136/bmj.l4673.

Banegas JR, Ruilope LM, de la Sierra A, Vinyoles E, Gorostidi M, de la Cruz JJ, Ruiz-Hurtado G, Segura J, Rodríguez-Artalejo F, Williams B. Relationship between Clinic and Ambulatory Blood-Pressure Measurements and Mortality. N Engl J Med. 2018 Apr 19;378(16):1509-1520. doi: 10.1056/NEJMoa1712231.

Taubert D1, Roesen R, Lehmann C, Jung N, Schömig E. Effects of low habitual cocoa intake on blood pressure and bioactive nitric oxide: a randomized controlled trial. JAMA. 2007 Jul 4;298(1):49-60.

Kuwata H, Iwasaki M, Shimizu S, Minami K, Maeda H, Seino S, Nakada K, Nosaka C, Murotani K, Kurose T, Seino Y, Yabe D. Meal sequence and glucose excursion, gastric emptying and incretin secretion in type 2 diabetes: a randomised, controlled crossover, exploratory trial. Diabetologia. 2016 Mar;59(3):453-61. doi: 10.1007/s00125-015-3841-z. Epub 2015 Dec 24.

Adachi M, Ishihara K, Abe S, Okuda K. Professional oral health care by dental hygienists reduced respiratory infections in elderly persons requiring nursing care. Int J Dent Hyg. 2007 May;5(2):69-74.

Kuwabara M, Motoki Y, Ichiura K, Fujii M, Inomata C, Sato H, Morisawa T, Morita Y, Kuwabara K, Nakamura Y. Association between toothbrushing and risk factors for cardiovascular disease: a large-scale, cross-sectional Japanese study. BMJ Open. 2016 Jan 14;6(1):e009870. doi: 10.1136/bmjopen-2015-009870.

Obayashi K, Saeki K, Kurumatani N. Ambient Light Exposure and Changes in Obesity Parameters: A Longitudinal Study of the HEIJO-KYO Cohort. J Clin Endocrinol Metab. 2016 Sep;101(9):3539-47. doi: 10.1210/jc.2015-4123. Epub 2016 Jul 6.

Obayashi K, Saeki K, Iwamoto J, Ikada Y, Kurumatani N. Exposure to light at night and risk of depression in the elderly. J Affect Disord. 2013 Oct;151(1):331-6. doi: 10.1016/j.jad.2013.06.018. Epub 2013 Jul 12.

Wong PM, Hasler BP, Kamarck TW, Muldoon MF, Manuck SB. Social Jetlag, Chronotype, and Cardiometabolic Risk. J Clin Endocrinol Metab. 2015 Dec;100(12):4612-20. doi: 10.1210/jc.2015-2923. Epub 2015 Nov 18.

Sue K. The science behind "man flu". BMJ. 2017 Dec 11;359:j5560. doi: 10.1136/bmj.j5560.

Furman D, Hejblum BP, Simon N, Jojic V, Dekker CL, Thiébaut R, Tibshirani RJ, Davis MM. Systems analysis of sex differences reveals an immunosuppressive role for testosterone in the response to influenza vaccination. Proc Natl Acad Sci U S A. 2014 Jan 14;111(2):869-74. doi: 10.1073/pnas.1321060111. Epub 2013 Dec 23.

第4章

Garcia-Larsen V, Potts JF, Omenaas E, Heinrich J, Svanes C, Garcia-Aymerich J, Burney PG, Jarvis DL. Dietary antioxidants and 10-year lung function decline in adults from the ECRHS survey. Eur Respir J. 2017 Dec 21;50(6). pii: 1602286. doi: 10.1183/13993003.02286-2016. Print 2017 Dec.

Bao MJ, Shen J, Jia YL, Li FF, Ma WJ, Shen HJ, Shen LL, Lin XX, Zhang LH, Dong XW, Xie YC, Zhao YQ, Xie QM. Apple polyphenol protects against cigarette smoke-induced acute lung injury. Nutrition. 2013 Jan;29(1):235-43. doi: 10.1016/j.nut.2012.04.008. Epub 2012 Sep 8.

Vinceti M, Filippini T, Crippa A, de Sesmaisons A, Wise LA, Orsini N. Meta-Analysis of Potassium Intake and the Risk of Stroke. J Am Heart Assoc. 2016 Oct 6;5(10). pii: e004210.

Brown RH, Reynolds C, Brooker A, Talalay P, Fahey JW. Brown RH, Reynolds C, Brooker A, Talalay P, Fahey JW. Sulforaphane improves the bronchoprotective response in asthmatics through Nrf2-mediated gene pathways. Respir Res. 2015 Sep 15;16:106. doi: 10.1186/s12931-015-0253-z.

湊口信也，大野康，舟口祝彦，布林白拉，長島賢司，藤原久義. スギ花粉症の症状

とQOLに対する「じゃばら」果汁の効果. 臨床免疫・アレルギー科. 2008;50(3):360-364.

Mullee A, Romaguera D, Pearson-Stuttard J, Viallon V, Stepien M, Freisling H, Fagherazzi G, Mancini FR, Boutron-Ruault MC, Kühn T, Kaaks R, Boeing H, Aleksandrova K, Tjønneland A, Halkjær J, Overvad K, Weiderpass E, Skeie G, Parr CL, Quirós JR, Agudo A, Sánchez MJ, Amiano P, Cirera L, Ardanaz E, Khaw KT, Tong TYN, Schmidt JA, Trichopoulou A, Martimianaki G, Karakatsani A, Palli D, Agnoli C, Tumino R, Sacerdote C, Panico S, Bueno-de-Mesquita B, Verschuren WMM, Boer JMA, Vermeulen R, Ramne S, Sonestedt E, van Guelpen B, Holgersson PL, Tsilidis KK, Heath AK, Muller D, Riboli E, Gunter MJ, Murphy N. Association Between Soft Drink Consumption and Mortality in 10 European Countries. JAMA Intern Med. 2019 Sep 3. doi: 10.1001/jamainternmed.2019.2478.

Saito E, Inoue M, Sawada N, Shimazu T, Yamaji T, Iwasaki M, Sasazuki S, Noda M, Iso H, Tsugane S. Association of coffee intake with total and cause-specific mortality in a Japanese population: the Japan Public Health Center-based Prospective Study. Am J Clin Nutr. 2015 May;101(5):1029-37. doi: 10.3945/ajcn.114.104273. Epub 2015 Mar 11.

Pagano R, Negri E, Decarli A, La Vecchia C. Coffee drinking and prevalence of bronchial asthma. Chest. 1988 Aug;94(2):386-9.

Yamada H, Takuma N, Daimon T, Hara Y. Gargling with tea catechin extracts for the prevention of influenza infection in elderly nursing home residents: a prospective clinical study. J Altern Complement Med. 2006 Sep;12(7):669-72.

Morrison DJ, Kowalski GM, Bruce CR, Wadley GD. Modest changes to glycemic regulation are sufficient to maintain glucose fluxes in healthy young men following overfeeding with a habitual macronutrient composition. Am J Physiol Endocrinol Metab. 2019 Jun 1;316(6):E1061-E1070. doi: 10.1152/ajpendo.00500.2018. Epub 2019 Apr 9.

第5章

厚生労働省「国民健康・栄養調査」2017年9月

Rutters F, Besson H, Walker M, Mari A, Konrad T, Nilsson PM, Balkau B, Dekker JM. The Association Between Sleep Duration, Insulin Sensitivity, and β-Cell Function: The EGIR-RISC Study. J Clin Endocrinol Metab. 2016 Sep;101(9):3272-80. doi: 10.1210/jc.2016-1045. Epub 2016 Jun 29.

Depner CM, Melanson EL, Eckel RH, Snell-Bergeon JK, Perreault L, Bergman BC,

Higgins JA, Guerin MK, Stothard ER, Morton SJ, Wright KP Jr. Ad libitum Weekend Recovery Sleep Fails to Prevent Metabolic Dysregulation during a Repeating Pattern of Insufficient Sleep and Weekend Recovery Sleep. Curr Biol. 2019 Mar 18;29(6):957-967.e4. doi: 10.1016/j.cub.2019.01.069. Epub 2019 Feb 28.

Wong PM, Hasler BP, Kamarck TW, Muldoon MF, Manuck SB. Social Jetlag, Chronotype, and Cardiometabolic Risk. J Clin Endocrinol Metab. 2015 Dec;100(12):4612-20. doi: 10.1210/jc.2015-2923. Epub 2015 Nov 18.

Obayashi K, Saeki K, Kurumatani N. Ambient Light Exposure and Changes in Obesity Parameters: A Longitudinal Study of the HEIJO-KYO Cohort. J Clin Endocrinol Metab. 2016 Sep;101(9):3539-47. doi: 10.1210/jc.2015-4123. Epub 2016 Jul 6.

Obayashi K, Saeki K, Iwamoto J, Ikada Y, Kurumatani N. Exposure to light at night and risk of depression in the elderly. J Affect Disord. 2013 Oct;151(1):331-6. doi: 10.1016/j.jad.2013.06.018. Epub 2013 Jul 12.

Li H, Cai J, Chen R, Zhao Z, Ying Z, Wang L, Chen J, Hao K, Kinney PL, Chen H, Kan H. Particulate Matter Exposure and Stress Hormone Levels: A Randomized, Double-Blind, Crossover Trial of Air Purification. Circulation. 2017 Aug 15;136(7):618-627. doi: 10.1161/CIRCULATIONAHA.116.026796.

第6章

Steffener J, Habeck C, O'Shea D, Razlighi Q, Bherer L, Stern Y. Differences between chronological and brain age are related to education and self-reported physical activity. Neurobiol Aging. 2016 Apr;40:138-144. doi: 10.1016/j.neurobiolaging.2016.01.014. Epub 2016 Feb 1.

Sinharay R, Gong J, Barratt B, Ohman-Strickland P, Ernst S, Kelly FJ, Zhang JJ, Collins P, Cullinan P, Chung KF. Respiratory and cardiovascular responses to walking down a traffic-polluted road compared with walking in a traffic-free area in participants aged 60 years and older with chronic lung or heart disease and age-matched healthy controls: a randomised, crossover study. Lancet. 2018 Jan 27;391(10118):339-349. doi: 10.1016/S0140-6736(17)32643-0. Epub 2017 Dec 5.

Gill SK, Teixeira A, Rama L, Prestes J, Rosado F, Hankey J, Scheer V, Hemmings K, Ansley-Robson P, Costa RJ. Circulatory endotoxin concentration and cytokine profile in response to exertional-heat stress during a multi-stage ultra-marathon competition. Exerc Immunol Rev. 2015;21:114-28.

大谷義夫（おおたに・よしお）
池袋大谷クリニック院長

2005年に東京医科歯科大学呼吸器内科医局長に就任。米国ミシガン大学に留学などを経て、2009年に池袋大谷クリニックを開院。全国屈指の呼吸器内科の患者数を誇るクリニックに。呼吸器内科のスペシャリストとして「あさイチ」「林修の今でしょ！ 講座」「名医のTHE太鼓判！」など多くのTV番組に出演。著書も多数。医学博士。日本呼吸器学会専門医・指導医。東京医科歯科大学非常勤講師。

帯写真　山岸伸
本文イラスト　堀江篤史
編集協力　青木由美子

絶対に休めない医師がやっている最強の体調管理

2019年12月9日　第1版第1刷発行
2020年1月20日　第1版第4刷発行

著　者　大谷義夫
発行者　南浦淳之
発　行　日経BP
発　売　日経BPマーケティング
〒105-8308 東京都港区虎ノ門4-3-12
https://gooday.nikkei.co.jp/
装　丁　小口翔平＋喜來詩織（tobufune）
編　集　竹内靖朗
DTP制作　アーティザン・カンパニー
印刷・製本　大日本印刷株式会社

本書籍に関するお問い合わせ、ご連絡は下記にて承ります。
https://nkbp.jp/booksQA